Jaya Raja Kumar Kalaimani

Microesponjas

Jaya Raja Kumar Kalaimani

Microesponjas

Gel tópico

ScienciaScripts

Imprint

Any brand names and product names mentioned in this book are subject to trademark, brand or patent protection and are trademarks or registered trademarks of their respective holders. The use of brand names, product names, common names, trade names, product descriptions etc. even without a particular marking in this work is in no way to be construed to mean that such names may be regarded as unrestricted in respect of trademark and brand protection legislation and could thus be used by anyone.

Cover image: www.ingimage.com

This book is a translation from the original published under ISBN 978-3-330-35322-0.

Publisher:
Sciencia Scripts
is a trademark of
Dodo Books Indian Ocean Ltd. and OmniScriptum S.R.L publishing group

120 High Road, East Finchley, London, N2 9ED, United Kingdom
Str. Armeneasca 28/1, office 1, Chisinau MD-2012, Republic of Moldova, Europe
Printed at: see last page
ISBN: 978-620-7-70200-8

ÍNDICE

CAPÍTULO 1

1.0 INTRODUÇÃO

A nanoemulsão é uma forma potencial de fármaco para administração transdérmica. É definida como uma dispersão constituída por óleo, tensioativo, co-surfactante e fase aquosa. [1]

As gotículas têm diâmetros médios que variam entre 50 e 1000 nm. Normalmente, o tamanho médio das gotículas varia entre 100 e 500. A nanoemulsão pode apresentar-se sob a forma de óleo em água (o/w) ou água em óleo (w/o), em que a partícula central é óleo ou água, respetivamente. [2]

As nanoemulsões têm merecido grande atenção na administração de agentes terapeuticamente activos, uma vez que cerca de 40% das novas entidades químicas são de natureza hidrofóbica e a administração destes fármacos pouco solúveis em água é um problema para a administração de fármacos.

As nanoemulsões têm sido utilizadas como um sistema de administração de medicamentos através de diferentes vias de administração, por exemplo: oral, tópica e parentérica no domínio farmacêutico. A emulsão e a nanoemulsão diferem principalmente no tamanho e na forma da partícula dispersa na fase contínua. [3, 4]

A nanoemulsão é preparada utilizando métodos como, por exemplo, a técnica de inversão de fases e o sistema auto-emulsionante. É necessária a formação de misturas pré-nanoemulsionadas antes de estas poderem ser auto-emulsionadas em água, de forma suave, para produzir uma nanoemulsão à temperatura ambiente. Uma série de misturas de combinações de fase oleosa, tensioativo e co-surfactante são preparadas para produzir nanoemulsão. É construído um diagrama de fases pseudoternário com base no óleo, tensioativo e co-surfactante a uma temperatura constante para produzir a nanoemulsão. Para cada diagrama de fases, o óleo e a proporção específica de tensioativo e co-surfactante foram misturados cuidadosamente em diferentes proporções de volume em diferentes frascos de vidro. As proporções de tensioativo e co-surfactante são escolhidas para revelar concentrações crescentes de co-surfactante em relação ao tensioativo para um estudo detalhado dos diagramas de fase na formulação da nanoemulsão.

O nanoemulgel é também reconhecido como a formação de hidrogel à base de nanoemulsão. É conhecido como a adição de um sistema de nanoemulsão à matriz de hidrogel. [5-7] A formulação tópica de nanoemulsão foi melhorada através do desenvolvimento da combinação de nanoemulsão com hidrogel. O nanoemulgel promove uma estabilidade superior da nanoemulsão, reduzindo a tensão superficial e interfacial e aumentando também a viscosidade da fase aquosa para administração tópica do fármaco com a ajuda de um agente gelificante. [8, 9]

O fármaco administrado através do nanoemulgel tem uma maior aderência à superfície da pele e uma elevada capacidade de solubilização, o que aumenta o gradiente de concentração em direção à pele, influenciando assim uma melhor penetração cutânea. [10] Para além disso, com a formulação à base de gel do nanoemulgel, este revela propriedades melhoradas de tixotrópico, não oleoso, suavemente espalhável, sem dificuldade em ser destacado e com um prazo de validade mais longo[11].

VANTAGENS DO NANOEMULGEL

- Prevenção dos efeitos adversos sistémicos do medicamento, por exemplo, metabolismo de primeira passagem no organismo.

- A circulação sistémica é reduzida ou impedida.

- Obter uma melhor adesão e tolerabilidade por parte dos doentes.

- Adequado para a auto-medicação.

- Proporcionar a administração de medicamentos no corpo.

- Capacidade de interromper facilmente a medicação.

• Pode facilmente atravessar a pele, tendo um comportamento duplo, por exemplo, hidrofóbico e hidrofílico.

- São adequados para aplicação na pele peluda devido à ausência de oleosidade e de resíduos aquando da aplicação.

DESVANTAGENS DO NANOEMULGEL

- Irritação da pele com dermatite de contacto.

- Bolhas formadas durante a formulação do emulgel.

- Risco de reacções alérgicas.

- Os medicamentos com partículas de grandes dimensões (>400 daltons) não são facilmente absorvidos ou penetrados através da barreira cutânea.

1.2 OBJECTIVO DO ESTUDO

> Desenvolver e estudar in-vitro o sistema de administração tópica baseado em nanoemulgel.

> Aumentar a solubilidade do fármaco.

> Libertação sustentada do medicamento.

> Melhorar o efeito terapêutico do medicamento desejado no local de ação desejado.

> Avaliação in-vitro de nanogel carregado com fármacos.

> Avaliação de formulações optimizadas de nanogel relativamente a vários parâmetros, tais como viscosidade, espalhabilidade, mucoadesivo, pH, índice de refração e força do gel.

1.3 DECLARAÇÃO DO PROBLEMA

A instabilidade, a insolubilidade dos fármacos, o efeito irritante e a necessidade de aplicação contínua são alguns dos problemas mais comuns das preparações tópicas com fármacos disponíveis atualmente. A necessidade de reaplicar as pomadas de poucas em poucas horas devido à sua incapacidade de permanecer na pele e à sua curta libertação tem levado ao incumprimento por parte dos doentes, tornando o regime ineficaz. O desenvolvimento do nanoemulgel como preparação tópica é considerado útil para combater todos estes problemas. Nos próximos anos, o nanoemulgel terá um futuro promissor em várias aplicações farmacêuticas, como o aumento do desempenho e da elegância do produto, a libertação prolongada, a redução da irritação e a melhoria da estabilidade térmica, física e química do produto.

Muitos estudos sobre o nanoemulgel como sistema de administração de fármacos específicos foram efectuados em muitos outros países. No entanto, ainda não existe investigação sobre a sua aplicação na preparação tópica. O objetivo desta investigação é determinar a eficácia do carregamento de nanoemulgel contendo fármacos para melhorar a solubilidade e a estabilidade dos fármacos, os efeitos terapêuticos e também para desenvolver uma formulação eficaz de libertação prolongada.

CAPÍTULO 2

2.0 REVISÃO DA LITERATURA

M. Vishnu Priya et al. revelaram que os nanogéis de quitina (GNC) são um grupo relativamente recente de nanomateriais poliméricos naturais com grande potencial no domínio da administração de fármacos e da nanoterapêutica. Estes nanogéis são muito biocompatíveis e não tóxicos quando internalizados pelas células. Devido ao seu tamanho nanométrico, possuem certas propriedades únicas que lhes permitem ser utilizados numa série de aplicações biomédicas. Os GNC são preparados através de uma técnica de regeneração simples, sem a utilização de quaisquer reticuladores. Uma variedade de polímeros, fármacos e corantes fluorescentes podem ser incorporados ou marcados com a rede de hidrogéis de quitina. Os fármacos e as moléculas encapsulados nos GNC podem ser utilizados para fins terapêuticos. Neste contexto, foram discutidas diferentes aplicações de GNC no domínio da administração de fármacos, imagiologia, deteção e terapêutica. [12]

Ritika Arora et al. investigaram o nanoemulgel como sistema de administração transdérmica de um fármaco pouco solúvel em água, o cetoprofeno, a fim de superar os problemas associados à sua administração oral. Foram escolhidos vários componentes da nanoemulsão com base na solubilidade e na capacidade de emulsificação. O carbómero 940 foi incorporado como matriz de gel para transformar a nanoemulsão em nanoemulgel. As nanoemulsões e os nanoemulgéis carregados com fármacos foram caracterizados quanto ao tamanho das partículas, TEM, viscosidade, condutividade, espalhabilidade, comportamento reológico e estudos de permeação utilizando a pele de ratos Wistar e estudos de estabilidade. A permeação transdérmica do cetoprofeno a partir dos nanoemulgéis foi determinada utilizando a célula de difusão de Franz. O nanoemulgel mostrou uma quantidade cumulativa consideravelmente mais elevada *(P<0,05)* de fármaco permeado e de fluxo, juntamente com um tempo de atraso e uma retenção cutânea inferiores aos da formulação comercializada. Por conseguinte, o estudo comprovou que a formulação de nanoemulgel pode ser utilizada como uma alternativa viável às formulações convencionais de cetoprofeno com características de permeação mais elevadas para aplicação transdérmica[13]. *Zhenshun Lia et al.* estudaram nanogéis (NGs) com rastreio e entrega de fármacos, que apresentam uma utilização potencial no tratamento clínico. Neste estudo, foi desenvolvida uma abordagem acessível, pouco tóxica e fácil para produzir nanogéis carregados com pontos quânticos de CdTe (QDs-NGs). Os QDs-NGs mantiveram a sensibilidade intrínseca ao pH dos QDs no que respeita à intensidade de fluorescência. Os QDs-NGs foram facilmente internalizados pelas células como sondas de fluorescência e actuaram como transportadores para a administração de metotrexato (MTX). A absorção celular indicou que os QDs-NGs podem evitar a decomposição dos QDs no citoplasma e manter a intensidade de fluorescência nativa. O ensaio MTT estabeleceu que os QDs-NGs diminuíram consideravelmente a citotoxicidade dos QDs. Os QDs-NGs carregados com MTX apresentam uma propriedade de libertação lenta em tampão PBS. Além disso, as QDs-NGs carregadas com MTX melhoraram nitidamente a disponibilidade do fármaco. Os QDs-NGs são possíveis nano-transportadores para a imagiologia celular e a administração de fármacos[14].

Lynn De Backer et al. estudaram o facto de a terapia por inalação com pequenos interferentes de RNA (siRNA) ser uma abordagem promissora no tratamento de doenças pulmonares. Foi descoberta uma nova nanopartícula híbrida bioinspirada com uma nanoarquitectura núcleo-casca, constituída por um núcleo de nanogel de dextrano (siNG) carregado com siRNA e um invólucro exterior de surfactante pulmonar (Curosurf®). A decoração de siNGs com um invólucro de surfactante aumenta a estabilidade coloidal e impede a libertação de siRNA na ocorrência de polianiões concorrentes, que estão abundantemente presentes nos biofluidos. Além disso, o impacto do invólucro de surfactante na eficácia biológica dos siNGs é determinado em células de cancro do pulmão. A presença dos surfactantes diminuiu significativamente a absorção celular dos siNGs. Extraordinariamente, a dose intracelular reduzida não obstrui o efeito de silenciamento dos genes, o que sugere uma função vital do surfactante pulmonar no processamento intracelular das nanopartículas. O folato é incorporado como um ligando de orientação no invólucro do surfactante pulmonar para provocar a endocitose mediada por receptores. Este último aumentou substancialmente tanto a captação celular como o potencial de silenciamento de genes, conseguindo um knockdown eficiente em concentrações de siRNA na gama nanomolar baixa[15].

UrmilaSri Syamala estudou que a permeação do fármaco através da pele a partir da nanoemulsão tópica (NE) depende da concentração da fase oleosa, da fase aquosa, do surfactante e do co-surfactante. Por isso, é muito importante otimizar a composição da NE. Por isso, é necessário um desenho de experiências (DoE), uma ferramenta estatística para encontrar uma combinação óptima, utilizando a relação entre os factores que afectam um processo e o resultado desse processo. Os níveis dos factores críticos que influenciam a formação do NE foram obtidos a partir do diagrama de fases pseudo-ternário[16].

Ekaterina D estudou a interação do poli(2-dimetil amino)etil metacrilato linear e os seus nanogéis catiónicos de várias ligações cruzadas com o ADN e o poli(estireno sulfonato) de sódio. Embora todos os grupos amino dos nanogéis se tenham revelado vulneráveis à protonação, a sua acessibilidade para o emparelhamento iónico com os polianiões foi restringida e prejudicada com as ligações cruzadas. O estudo dos complexos de nanogéis com células em cultura, que foi possível através da utilização da sonda sensível ao pH calceína, revelou um aumento sucessivo da fluorescência citoplasmática, conduzindo ao aumento das ligações cruzadas devido à fuga de calceína dos compartimentos ácidos para o citosol. Esta regularidade implica que os grupos amino que se encontram provavelmente enterrados no interior do nanogel estão protegidos contra o emparelhamento iónico com os polianiões da membrana plasmática e, por conseguinte, são capazes de manifestar propriedades tampão quando capturados nos endossomas ácidos, por exemplo, têm capacidade lisomolítica/endossomolítica. Estas descobertas propõem que a arquitetura da rede tem um envolvimento significativo nas propriedades de esponja protónica dos policátions fracos. [17]

Somkamol Manchuna et al. desenvolveram nanogéis de dextrina (DNGs) sensíveis ao pH como transportadores de fármacos anticancerígenos com libertação de fármacos controlada pelo pH. Os DNGs preparados com formaldeído como reticulante (FDNGs) apresentaram um tamanho mais pequeno do que os preparados com glioxal (GDNGs). Ambos os DNGs apresentaram propriedades de libertação do fármaco dependentes do pH; a libertação do fármaco foi lenta a pH neutro, mas aumentou consideravelmente em meio ácido. A citotoxicidade dos FDNGs vazios e carregados com DOX foi inferior à da DOX livre e dos GDNGs, contra duas células de cancro colorrectal comummente utilizadas. Os estudos de absorção intracelular indicaram que os FDNGs carregados com DOX podiam entregar a DOX aos núcleos de forma competente. In vivo, os FDNGs carregados com DOX melhoraram significativamente a eficácia anti-tumoral, em comparação com a DOX livre, exibindo efeitos muito mais elevados na inibição da proliferação e causando apoptose, tal como confirmado pelas alterações de peso dos ratinhos, peso do tumor, volume do tumor e avaliação histológica. Assim, os FDNGs são mostrados como um potencial veículo de entrega de medicamentos para a terapia do cancro colorrectal[18].

Juliana S et al., estudaram a melhoria da fotoestabilidade da rutina e sua prolongada atividade antioxidante in vitro por meio de sua associação com dispersões aquosas nanoestruturadas. A atividade antioxidante in vitro foi avaliada pela formação do radical livre OH após a exposição do peróxido de hidrogênio a um sistema de irradiação UV. A presença da camada polimérica nas nanocápsulas foi fundamental para obter uma atividade antioxidante prolongada, apesar de a modelação matemática dos perfis de libertação in vitro ter mostrado uma elevada adsorção de rutina à superfície das partículas para ambas as formulações. As nanoestruturas carregadas com rutina representam alternativas para o avanço de nanomedicamentos inovadores[19].

Kalpana Basera et al. estudaram a produção e a estabilidade de sistemas dispersos que permitem o desenvolvimento de veículos diferenciados, como a nanoemulsão e o nanoemulgel. Os produtos dermatológicos aplicados na pele têm diferentes formulações e consistências, desde líquidos a pós, mas os produtos mais populares são as preparações semi-sólidas. O gel tópico é uma formulação semi-sólida transparente e é utilizado para a administração localizada de medicamentos em qualquer parte do corpo através da via rectal, vaginal, oftálmica e cutânea. A formulação em gel proporciona melhores propriedades de aplicação e estabilidade em comparação com a pomada e o creme. O nanoemulgel surgiu como um dos sistemas de administração tópica mais interessantes, uma vez que possui um sistema de controlo de libertação dupla. A utilização de emulgéis pode ser considerada adequada para analgésicos e medicamentos antifúngicos. A capacidade gelificante deste composto permite a formulação de emulsões e cremes estáveis, diminuindo a tensão superficial e interfacial e aumentando simultaneamente a viscosidade da fase aquosa. [20]

Roya Salehi et al. estudaram os dois novos nanogéis super paramagnéticos sensíveis à temperatura e ao pH, desenvolvidos com o objetivo de administrar simultaneamente dois fármacos anticancerígenos diferentes, a doxorrubicina (DOX) e o metotrexato (MTX). Os copolímeros estudados foram caracterizados por 1H NMR, SEM e espetroscopia FTIR. As investigações morfológicas mostraram que tanto os nanogéis vazios como os carregados com fármaco tinham formas uniformes com um diâmetro médio inferior a 30 nm. Foram investigados os comportamentos de armazenamento/libertação do fármaco. Os nanogéis mostraram uma eficiência de encapsulação de cerca de 95% para ambos os fármacos. A libertação cumulativa in vitro dos nanogéis carregados com DOX/MTX mostrou uma aparente libertação controlada do fármaco, desencadeada por termo/pH, de forma sustentada, capaz de distinguir entre tecidos tumorais. O ensaio de citotoxicidade de um transportador em branco para as linhas celulares MCF7 e MDA-MB-231 indicou que os nanogéis eram adequados como transportadores de fármacos. As experiências de viabilidade celular confirmaram ainda que a coadministração de DOX com MTX tinha uma citotoxicidade superior para as células mencionadas, em comparação com as formas livres de duplo fármaco ou de fármaco único. Por conseguinte, os nanogéis duplos anticancerígenos carregados com fármacos sensíveis ao calor/pH têm potencial para serem utilizados na terapia do cancro, uma vez que mantêm uma libertação prematura baixa de fármacos durante a circulação sanguínea, ao mesmo tempo que têm uma libertação rápida quando atingem o tecido tumoral[21].

Maria D. Moya-Ortegaa et al., revelaram aplicações farmacêuticas e biomédicas de nanogéis à base de ciclodextrina. Os nanogéis hidrofílicos combinam as vantagens dos hidrogéis com certas vantagens inerentes à sua dimensão à escala nanométrica. À semelhança dos macrogéis, os nanogéis podem conter e proteger os fármacos e regular a sua libertação através da incorporação de grupos funcionais de elevada afinidade, conformações responsivas a estímulos e ligações biodegradáveis na rede polimérica. À semelhança das nanopartículas, os nanogéis podem ser facilmente administrados na forma líquida para administração parentérica de medicamentos. A dimensão nanométrica dos nanogéis confere-lhes uma área de superfície específica elevada, que pode ser utilizada para a bioconjugação de agentes activos. A biodistribuição e a libertação de fármacos podem ser moduladas através de ajustes de tamanho. A incorporação de moléculas hidrofílicas de ciclodextrina (CD) na rede polimérica dos nanogéis proporciona-lhes um mecanismo de carregamento e libertação de fármacos que se baseia na formação de complexos de inclusão sem diminuir a hidrofilicidade da rede. A ligação covalente das moléculas de CD às redes quimicamente reticuladas pode permitir que as CD apresentem plenamente a sua capacidade de formar complexos, impedindo simultaneamente a libertação do fármaco após a diluição do meio. A preparação, caraterização e vantagens para aplicações farmacêuticas e biomédicas de nanogéis à base de CD são analisadas neste artigo[22].

N. Sanoj Rejinolda et al., mostraram a síntese, caraterização e estudos de citocompatibilidade in vitro de nanogéis de quitina para aplicações biomédicas. Neste trabalho, desenvolvemos nanogéis de quitina biodegradáveis (CNGs) de tamanho 65 nm por método de regeneração controlada e caracterizados. Os CNGs apresentaram maior inchamento e degradação em pH ácido. A citocompatibilidade in vitro foi analisada numa série de linhas celulares e os estudos de absorção celular foram efectuados através da conjugação dos GNC com o corante rodamina-123 (GNC rodamina-123), o que revelou a retenção dos nanogéis no interior das células. Os nossos estudos preliminares revelam que estes nanogéis podem ser úteis para a administração de medicamentos, factores de crescimento para a administração de medicamentos e engenharia de tecidos[23].

Silvia A. Ferreira et al., mostraram os nanogéis poliméricos desenvolvidos como sistemas de entrega de vacinas. Os nanogéis encontram um campo de aplicação relevante na formulação de uma nova geração de vacinas terapêuticas e preventivas, visando a modulação fina da resposta imunitária. As propriedades intrínsecas dos nanogéis poliméricos, como a química do material, o tamanho e a forma, a carga superficial e a hidrofobicidade ou hidrofilicidade, podem ser factores determinantes na modelação da resposta imunitária induzida. Estes materiais podem, assim, funcionar como adjuvantes sintéticos, que também podem ser conjugados com imunoestimulantes. Os nanogéis poliméricos protegem os antigénios das vacinas da degradação in vivo e, conjugados à superfície com anticorpos ou ligandos específicos, podem aumentar a especificidade do alvo ativo. Esta revisão abrange os dados publicados recentemente sobre a modulação das respostas imunes inatas e adaptativas por nanogéis poliméricos modificados e a sua potencial aplicação como sistemas de entrega na vacinação. Do Editor Clínico: Nesta revisão, a utilidade dos nanogéis poliméricos é discutida como adjuvantes e agentes protectores para uma vacinação melhorada com uma resposta imunitária mais robusta e um resultado mais uniforme. [24]

Qiaolan Shao et al. avaliaram a síntese de nanogéis de poli(ácido acrílico) sem tensioactivos em meio aquoso com base em hidroxipropilcelulose. O relatório mostrou que a síntese e o estudo de nanogéis de poli(ácido acrílico) (PAA) sem surfactantes utilizando hidroxipropilcelulose (HPC) como modelo em soluções aquosas de HPC à temperatura ambiente ou superior. Através da interação de ligação de hidrogénio do ácido acrílico (AA) com hidroxipropilcelulose (HPC), o AA absorveu as cadeias poliméricas de HPC e desencadeou a transição de fase de HPC a uma temperatura mais baixa, com o aumento da concentração de AA, do que a temperatura de transição de fase intrínseca de HPC 41 ºC. À medida que o AA polimerizava para formar PAA, a ligação de hidrogénio interpolímero muito mais forte desencadeou a transição de fase do HPC a uma temperatura próxima da temperatura ambiente, fazendo com que a transição de fase bobina-global do HPC entrasse em colapso e formasse nanoesferas à temperatura ambiente, as cadeias de HPC ligadas por hidrogénio do PAA entraram em colapso e formaram nanogéis quimicamente reticulados por diacrilato de poli(etilenoglicol) (PEGDA) ou metilenobisacrilamida (BIS). Os resultados mostraram que todos os nanogéis de PAA apresentavam uma distribuição de tamanho estreita com diâmetros que variavam entre 60 nm e 600 nm. [25]

Dina Mahmoud Mostafa a et al., avaliaram as nanoemulsões transdérmicas de óleo essencial de cominho com potentes actividades antioxidantes e hepatoprotectoras: In-vitro e in-vivo. O cominho é uma erva anual da família Apiaceae. As sementes de cominho possuem um bom teor de compostos fenólicos que apresentam uma atividade considerável de eliminação de radicais livres. As nanoemulsões (NEs) podem ser usadas como veículo para o transporte de fitoquímicos farmacêuticos através da barreira do estrato córneo devido à sua estabilidade e propriedades de permeação rápida. O objetivo deste trabalho é encapsular o óleo essencial de cominho (CEO) em formulações de nanoemulsão transdérmica para adquirir actividades antioxidantes e hepatoprotectoras sistémicas eficientes e prolongadas. Seis diagramas de fase foram construídos compreendendo Capryol™90 ou ácido oleico como fase oleosa, juntamente com três proporções de surfactante/co-surfactante (Smix); 1:1, 2:1 e 3:1 de Tween 20/etanol. De cada um, foi selecionado um sistema de nanoemulsão. Os NEs carregados com CEO preparados mostraram uma elevada eficiência de encapsulamento fenólico, bem como uma notável permeação cumulativa de fenóis através da pele de rato. Quatro formulações, com resultados apreciáveis de permeação, revelaram boa estabilidade termodinâmica e propriedades físico-químicas. A formulação S5, que contém óleo essencial de cominho/ácido oleico; fase oleosa, Tween 20/etanol (2:1); Smix e água destilada, revelou-se a fórmula mais promissora, tendo em conta a eficiência antioxidante in vitro e in vivo, proporcionou um elevado potencial hepatoprotector e reservou o peso corporal dos ratos após um período de sete dias de uma única aplicação transdérmica. Esta formulação proporcionaria actividades antioxidantes e hepatoprotectoras eficazes, bem como uma proteção bem sucedida contra várias doenças crónicas através de uma única aplicação transdérmica fraca. [26]

Chenchen Yang et al. mostraram que os nanogéis de ácido hialurónico com um grupo de reticulação sensível às enzimas podem ser utilizados para a administração de medicamentos. Foi utilizada a estratégia de metacrilação para funcionalizar o ácido hialurónico e preparar nanogéis de ácido hialurónico (HA). A dispersão dinâmica da luz, o analisador de potencial zeta e a microscopia eletrónica foram utilizados para caraterizar os nanogéis e a sua degradabilidade enzimática in vitro. Verificou-se que estes nanogéis tinham uma morfologia esférica com um diâmetro de cerca de 70 nm e um potencial de superfície negativo. Quando a doxorrubicina (DOX) foi introduzida nos nanogéis, o diâmetro diminuiu para cerca de 50 nm, com um teor de carga do fármaco de 16% e uma eficiência de encapsulamento de 62%. Os exames de absorção celular mostraram que os nanogéis de HA podiam ser preferencialmente internalizados por células bidimensionais (2D) e esferóides multicelulares (MCs) tridimensionais (3D), ambos com sobre-expressão do recetor CD44. As imagens de fluorescência no infravermelho próximo, a biodistribuição e os exames de penetração no tecido tumoral indicaram que os nanogéis de HA podiam acumular-se e penetrar eficazmente na matriz tumoral. A avaliação antitumoral in vivo revelou que os nanogéis de HA carregados com DOX apresentavam um efeito antitumoral significativamente superior. [27]

Dan Su et al. revelaram as nanoemulsões de óleo de limão fabricadas com caseinato de sódio e Tween 20 utilizando o método da temperatura de inversão de fase. O método da temperatura de inversão de fases (PIT) tem sido estudado para fabricar nanoemulsões utilizando tensioactivos sintéticos não iónicos, mas não biopolímeros alimentares. O objetivo deste estudo foi investigar a formação de nanoemulsões de óleo de limão através de combinações de Tween 20 e caseinato de sódio (NaCas). As emulsões preparadas com combinações de NaCas e Tween 20 apresentaram menor turbidez e gotículas mais pequenas do que as preparadas com um só tensioativo, e a co-adsorção de NaCas nas gotículas de óleo diminuiu com o aumento da concentração de Tween 20. Foram observados impactos negativos e positivos na formação da nanoemulsão a 0,2e0,4 e 0,6e0,8 mM de NaCl, respetivamente. Os resultados da turbidez e da reologia mostraram o PIT entre 80 e 90 C. As nanoemulsões preparadas com 2% de NaCas, 0,4e1,2% de Tween 20 e 1,5% de óleo de limão tinham um diâmetro médio volumétrico de cerca de 100 nm e eram estáveis durante 15 dias de armazenamento. Por conseguinte, o NaCas pode ser utilizado para substituir parcialmente os tensioactivos sintéticos para preparar nanoemulsões de óleos aromatizantes utilizando o método PIT. [28]

Katharina Achazi et al. desenvolveram nanogéis de poli(álcool vinílico) sensíveis à redução e à conversão de carga para uma melhor absorção celular e uma libertação intracelular eficaz de doxorrubicina. Foram desenvolvidos nanogéis de álcool polivinílico (PVA) sensíveis à carga e à redução para o tratamento eficaz do cancro através de uma melhor absorção celular e da libertação intracelular de doxorrubicina (DOX). Estes nanogéis de PVA foram preparados de forma simples por nanoprecipitação inversa através da reação de "clique" com um diâmetro médio de 118 nm. A introdução de COOH nos nanogéis de PVA melhorou eficazmente o encapsulamento da DOX devido à interação eletrostática. O resultado da libertação in vitro mostrou que a diminuição da interação eletrostática entre o COOH e a DOX sob um pH endossómico que imita o pH endossómico, em combinação com a clivagem das ligações dissulfureto intervenientes em resposta a uma concentração elevada de glutatião (GSH), conduziu a uma libertação rápida e completa da DOX. Além disso, a microscopia confocal de varrimento a laser (CLSM) revelou que os grupos terminais ultra-sensíveis ao pH permitiram que os nanogéis invertessem a sua carga superficial de negativa para positiva sob um pH extracelular tumoral (6,56,8), o que facilitou a internalização das células. Os ensaios MTT e a análise celular em tempo real (RTCA) mostraram que estes nanogéis de PVA redutíveis e com conversão de carga carregados com DOX tinham uma toxicidade celular muito melhor do que os nanogéis de PVA sem conversão de carga ou insensíveis à redução carregados com DOX após 48 horas de incubação. Estes novos nanogéis de PVA com conversão de carga e sensíveis a estímulos são altamente promissores para a libertação intracelular de fármacos anticancerígenos. [29]

Beata U. Orzechowska et al. estudaram o adjuvante mucoso à base de nanoemulsão que induz apoptose em células epiteliais humanas. As nanoemulsões (NEs) são adjuvantes que aumentam a penetração de antigénios na mucosa nasal, aumentam a captação celular de antigénios pelas células epiteliais e dendríticas e promovem a migração de células dendríticas carregadas de antigénios para os gânglios linfáticos regionais nas 24 horas após a administração da vacina. O objetivo deste estudo foi elucidar a morte celular causada pela W805EC NE e identificar caspases e genes associados às vias de morte. Em consonância com este objetivo, mostramos que a exposição de células epiteliais humanas (CE), tanto RPMI2650 como FaDu, à NE resulta na ativação de caspases (1, 3/7, 6, 8 e 9) e na expressão de genes envolvidos em vias apoptóticas, bem como de autofagia e necrose. Curiosamente, a NE ativa a caspase 8, que promove a "apoptose imunogénica". O ensaio de recuperação foi utilizado para investigar o destino das células RPMI 2650 tratadas com a NE W805EC. Após um tratamento de quatro horas com apenas 0,03% de NE, as células não foram recuperadas às 72 h. Notavelmente, imediatamente após o tratamento de quatro horas, as células assemelhavam-se morfologicamente às células não tratadas e a maioria das células estava viva. Em conjunto, estes resultados sugerem que o NEno induz a morte de CEs humanas através de múltiplas vias. A morte das células epiteliais causada pelo W805EC pode ter implicações adicionais na captação, processamento e apresentação de antigénios pelas DCs.© 2015 Elsevier Ltd. Todos os direitos reservados. [30]

Rebecca M. Walker et al., desenvolveram a estabilidade física e oxidativa de nanoemulsões de óleo de peixe produzidas por emulsificação espontânea: Efeito da concentração de surfactante e do tamanho das partículas. Os sistemas de distribuição baseados em nanoemulsões oferecem muitos benefícios potenciais para a incorporação de óleos ómega 3 em alimentos e bebidas. As nanoemulsões estão a ganhar popularidade devido à sua facilidade de preparação, ao pequeno tamanho das partículas, à estabilidade relativamente elevada e à produção de emulsões opticamente transparentes. Neste estudo, a emulsificação espontânea, um método de baixa energia, foi utilizada para fabricar nanoemulsões de óleo de peixe. Foi avaliada a influência da relação entre o surfactante e o óleo no tamanho das partículas e na estabilidade física. Foram formadas nanoemulsões opticamente transparentes que mantiveram a estabilidade física a 37 C durante 14 dias. Além disso, o efeito do tamanho das partículas e da concentração de surfactante na estabilidade oxidativa destas nanoemulsões foi comparado com emulsões produzidas por microfluidificador, um método de alta energia. Estas nanoemulsões apresentaram estabilidades oxidativas semelhantes a 55 C durante 14 dias. Estes resultados demonstram que a emulsificação espontânea pode produzir nanoemulsões de óleo de peixe que são fisicamente estáveis e oxidam a taxas semelhantes às das nanoemulsões preparadas tradicionalmente, pelo que podem ser adequadas para fortificar sistemas alimentares claros. [31]

Maite Arteche Pujana et al. estudaram os nanogéis de quitosano-folato sensíveis ao pH e reticulados com ácidos dicarboxílicos biocompatíveis. Os nanogéis de quitosano funcionalizados com ácido fólico e reticulados com diácido PEG ou ácido tartárico foram preparados através do método de microemulsão inversa para a administração dirigida a células cancerígenas. Foram obtidos nanogéis com diferentes graus de reticulação (4,5-10 mol% de reticulante). Os tamanhos das partículas determinados por TEM são inferiores a 50 nm com distribuições de tamanho estreitas. Os nanogéis mostram uma clara melhoria na solubilidade em comparação com o quitosano puro. A sua capacidade de inchaço é sensível ao pH, devido à protonação dos grupos amino livres quando o pH varia entre 10 e 4. Os nanogéis foram carregados com 5-fluorouracilo, que é retido a pHs superiores a 7,4 e libertado a pH = 5,5. Estas nanopartículas são degradadas pela lisozima a pH fisiológico num período de 20 dias e são facilmente marcadas com isotiocianato de fluoresceína. Todas estas características tornam-nas materiais promissores para a libertação controlada de fármacos anticancerígenos. [32]

P.R. Sarika et al. avaliaram a preparação e a caraterização de nanogéis de aldeído arábico de gelatina-goma através da técnica de miniemulsão inversa. Foram apresentados nanogéis de aldeído arábico de gelatina-goma concebidos através de um conceito de nanoreactor utilizando a técnica de miniemulsão inversa. Foram preparadas miniemulsões separadas e estáveis a partir de gelatina (Gel) e goma arábica aldeído (GAA). Estas emulsões foram misturadas sob ultra-sons para obter nanogéis reticulados. Durante a fusão, a ligação cruzada ocorreu entre os grupos aldeído da GAA e os grupos amino da gelatina. A concentração do tensioativo e a fração de peso da água na miniemulsão inversa foram optimizadas de modo a produzir nanogéis com um tamanho de partícula controlado. As propriedades dos nanogéis foram estudadas por espetroscopia FT-IR, análise do tamanho das partículas e XRD. A morfologia da superfície dos nanogéis foi estabelecida por Microscopia Eletrónica de Varrimento (SEM). A análise do SEM e do tamanho das partículas confirmou que os nanogéis possuem uma morfologia esférica com um diâmetro médio de 151 ± 6 nm. A propriedade de hemólise dos nanogéis foi examinada e os resultados indicaram que os nanogéis eram hemocompatíveis. A citotoxicidade in vitro dos nanogéis para as células MCF-7 foi avaliada pelo ensaio MTT e os nanogéis mostraram um comportamento não tóxico para as células. Todos estes estudos confirmam que estes nanogéis são potenciais candidatos em aplicações como a administração de medicamentos e de genes. [33]

Zhenshun Li et al. realizaram uma investigação sobre nanogéis de lisozima/carboximetilcelulose auto-montados para administração de metotrexato. Os nanogéis (NGs) foram fabricados com lisozima e carboximetilcelulose através de um método de auto-montagem verde. Os NGs preparados foram caracterizados por dispersão dinâmica da luz (DLS), potencial zeta, espetroscopia de infravermelhos com transformada de Fourier (FTIR) e microscopia eletrónica de transmissão (TEM). O pireno e o isotiocianato foram introduzidos como sondas fluorescentes para investigar a área hidrofóbica dos GN e a endocitose das células, respetivamente. O metotrexato (MTX) foi utilizado para investigar a propriedade de encapsulação do fármaco das NGs. Verificou-se que as NGs carregadas com o fármaco tinham uma forma esférica regular com um diâmetro hidrodinâmico de cerca de 123 nm. A eficácia da carga de fármaco foi de cerca de 14,2%. As NGs podem libertar lentamente o fármaco e aumentar a biodisponibilidade do fármaco carregado. Os NGs são transportadores promissores para a libertação de fármacos e outras moléculas bioactivas. [34]

C. Fornaguera et al. estudaram as nanopartículas de PLGA preparadas por modelação em nanoemulsão utilizando métodos de baixa energia como nanocarreadores eficientes para a administração de fármacos através da barreira hemato-encefálica. Atualmente, as doenças neurodegenerativas têm uma prevalência e incidência crescentes, principalmente devido ao envelhecimento da população. Além disso, os tratamentos actuais carecem de eficácia, sobretudo devido à presença da barreira hemato-encefálica (BHE) que limita a penetração dos fármacos no sistema nervoso central. Por conseguinte, são necessários novos sistemas de administração de fármacos. As nanopartículas poliméricas têm sido consideradas adequadas para este fim. Especificamente, a utilização de poli-(ácido lático-co-glicólico) (PLGA) parece ser vantajosa devido à sua biocompatibilidade e biodegradabilidade que garantem terapias seguras. Neste trabalho, é apresentada uma nova abordagem para desenvolver nanopartículas carregadas com loperamida: a sua preparação por modelação de nanoemulsão utilizando um método de baixa energia (o método de composição por inversão de fases, PIC). Esta abordagem de nano-emulsificação é uma tecnologia simples e muito versátil, que permite um controlo preciso do tamanho e pode ser realizada em condições de processo moderadas. As nanopartículas de PLGA carregadas com fármacos foram obtidas utilizando componentes seguros por evaporação de solventes de nanoemulsões modelo. Foi efectuada a caraterização das nanopartículas de PLGA, juntamente com o estudo da travessia da BBB. Os resultados in vivo da medição do efeito analgésico utilizando o teste da placa quente evidenciaram que as nanopartículas de PLGA carregadas com loperamida são capazes de atravessar eficazmente a BHE, com elevadas eficiências de travessia quando a sua superfície é funcionalizada com uma porção ativa (um anticorpo monoclonal contra o recetor da transferrina). Espera-se que estes resultados, em conjunto com a caraterização das nanopartículas aqui efectuada, forneçam provas suficientes para a realização de ensaios clínicos num futuro próximo. [35]

Ana Loureiro et al., desenvolveram nanoemulsões proteicas de tamanho controlado para o direcionamento ativo de células positivas para o recetor de folato. As nanoemulsões de albumina de soro bovino (BSA) foram produzidas por homogeneização a alta pressão com um copolímero tri-bloco (Poloxamer 407), que apresenta uma cadeia hidrofóbica central de polioxipropileno (PPO) e duas cadeias hidrofílicas laterais idênticas de polietilenoglicol (PEG). Observámos uma correlação linear entre a concentração e o tamanho do copolímero tri-bloco - a utilização de 5 mg/mL de Poloxamer 407 produz nanoemulsões inferiores a 100 nm. A dinâmica molecular e a marcação fluorescente do copolímero tri-bloco realçam o seu papel mecanicista no tamanho das emulsões. Este novo método permite o fabrico de emulsões de albumina altamente estáveis na gama de dimensões nanométricas, altamente desejáveis para a administração controlada de medicamentos. Foi demonstrado que as nanoemulsões de proteínas marcadas com ácido fólico (FA) promovem o direcionamento específico mediado pelo recetor de folato (FR) em células FR positivas. A nova estratégia aqui apresentada permite a construção de nanoemulsões à base de proteínas funcionalizadas e de tamanho controlado, com excelentes características para a orientação ativa na terapia do cancro. [36]

Nuo Zhou et al. estudaram as nanopartículas de quitosano-policaprolactona galactosiladas para a administração de curcumina dirigida aos hepatócitos. Copolímeros de quitosano-policaprolactona galactosilados (Gal-CH-PCL) com um grau de galactosilação de cerca de 10% e percentagens variadas de PCL inferiores a 40% em peso foram sintetizados e utilizados para produzir nanopartículas para a administração de curcumina. Algumas nanopartículas com eficiência de encapsulamento de 70% ou superior e tamanhos que variam de 100 a 250 nm foram capazes de fornecer curcumina de forma controlada. O teor de PCL nas Gal-CH-PCLs foi considerado um fator-chave para regular o comportamento de libertação das nanopartículas. A caraterística das nanopartículas de serem direccionadas para os hepatócitos foi confirmada utilizando células de carcinoma hepatocelular humano (HepG2). Em comparação com a curcumina livre, as nanopartículas Gal-CH-PCL carregadas com curcumina mantiveram bem a sua atividade anticancerígena. A uma dose equivalente de curcumina de cerca de 20 _g/mL, que se verificou ser relativamente segura para as células hepáticas humanas normais, os resultados obtidos por citometria de fluxo revelaram que algumas nanopartículas Gal-CH-PCL optimizadas mostraram uma capacidade mais de 6 vezes superior de induzir a apoptose e a necrose das células HepG2 durante 72 h de tratamento, em comparação com a curcumina livre. [37]

CH. Ramamurthy et al. revelaram a síntese extracelular de nanopartículas de ouro e prata e as suas propriedades de eliminação de radicais livres e antibacterianas. A bio-redução do ácido cloroáurico (HAuCl4) e do nitrato de prata (AgNO3) é conseguida extracelularmente utilizando o extrato aquoso do fruto de Solanum torvum (S. torvum). A formação de nanopartículas foi analisada por espetroscopia UV-visível através da conversão de cor devido a bandas de ressonância de plasma de superfície a 560 nm e 430 nm para nanopartículas de ouro e prata, respetivamente. As formas esféricas com superfície lisa das nanopartículas de ouro e prata foram analisadas através de microscópio eletrónico de varrimento e a sua presença foi confirmada por espetroscopia de raios X por dispersão de energia (SEM/EDX). Os grupos funcionais nos sais de ouro e prata e os grupos funcionais biointeractivos presentes no extrato de S. torvum foram caracterizados utilizando a espetroscopia de infravermelhos com transformada de Fourier (FTIR). As propriedades biomédicas das nanopartículas de ouro e prata foram premeditadas como atividade de eliminação de radicais livres e agentes estáticos antibacterianos. As nanopartículas de ouro e prata funcionam como fortes eliminadores de radicais hidroxilo, superóxido, óxido nítrico e DPPH, em contraste com os seus óxidos metálicos correspondentes. Verificou-se que as propriedades de supressão de radicais das nanopartículas de ouro e prata se correlacionam com o efeito protetor do ADN in vitro. As nanopartículas de prata apresentam uma forte zona de inibição contra Escherichia coli, Pseudomonas e Bacillus, enquanto as nanopartículas de ouro apresentam uma zona de inibição razoável. Tanto quanto sabemos, este é o primeiro relatório que refere que o extrato de S. torvum pode reduzir ácidos metálicos a nanomateriais. [38]

Tin Yu et al. estudaram o comportamento multifásico de resposta a estímulos de nanogéis com cargas opostas e a sua potencial aplicação em sistemas de gelificação in situ. As dispersões concentradas de nanogéis de p(N-isopropilacrilamida) (PNIPAM) apresentaram um comportamento de transição de fase sol-gel sensível à temperatura. No presente trabalho, foi estudada a influência das forças electrostáticas entre as partículas de nanogel, incluindo a atração e a repulsão, no comportamento de transição de fase sol-gel das dispersões de nanogel de PNIPAM. Foram sintetizados dois nanogéis de carga oposta com estruturas de núcleo-casca (nanogéis NIA e PND), e as suas cargas de casca foram calculadas para -0,33 e 0,082 mmol/g pelo método de titulação potenciométrica. Quando misturadas com vários rácios de carga negativa e positiva (valor NC), as dispersões de mistura resultantes de nanogel NIA e PND (OCNs) exibiram um comportamento de agregação diferente dos nanogéis NIA e PND. Os agregados OCN-e (valor NC = 1/4), que exibiram neutralidade eléctrica independente da temperatura, tinham o tamanho máximo, cerca de 1,9-2,2 vezes maior do que os nanogéis NIA ou PND. As dispersões concentradas de OCN-e apresentaram uma maior capacidade de formar um gel encolhido. O seu CGC foi de cerca de 2,0 wt%, 4 vezes inferior ao dos nanogéis NIA e PND (cerca de 8,0 wt%). Os resultados de gelificação in vitro e in vivo indicaram que os agregados de OCN-e podiam formar um gel independente com boa resistência mecânica e eram promissores para serem desenvolvidos como um novo sistema de gelificação in situ. [39]

Ji Sun Park et al. avaliaram nanogéis de tipo girassol que transportam uma nanossonda de pontos quânticos para uma eficácia superior de entrega de genes e rastreio de células estaminais mesenquimais humanas. Os nanogéis de tipo girassol que transportam a nanossonda QD 655 podem ser utilizados tanto para a transfecção de genes como para a bioimagem de hMSCs. A entrada de nanogéis de tipo girassol nas hMSCs pode ser controlada alterando a formação de QDs. As propriedades físico-químicas dos nanogéis de girassol internalizados pelas hMSCs foram confirmadas por AFM, SEM, TEM, retardamento de gel e análises de potencial z. A capacidade de bioimagem foi confirmada por microscopia confocal a laser, imagens Kodak e imagens Xenogen. Especificamente, investigámos a citotoxicidade dos nanogéis de girassol através da análise SNP. A internalização de nanogéis do tipo girassol não provoca o mau funcionamento das hMSCs. [40]

Xuan Thang Cao et al., realizaram uma investigação sobre a síntese de nanogéis de poli(e-caprolactona)-b-poli (metacrilato de glicidilo) por química de clique em preparação direta. A síntese controlada de nanogéis foi efectuada num único passo utilizando a química de "clique". Os copolímeros em bloco de poli(e-caprolactona)-b-poli(metacrilato de glicidilo) (PCL-b-PGMA) foram preparados pela combinação da polimerização de abertura de anel e da polimerização de transferência de cadeia de fragmentação de adição reversível, e subsequentemente funcionalizados com grupos azido. A formação direta de nanogéis do PCL-b-PGMA-N3 funcionalizado com azido foi controlada utilizando dipropargil adipato (DPA) como agente de reticulação a partir da solução homogénea num solvente não seletivo. Os resultados revelaram que a formação de macrogéis ou nanogéis com copolímeros em bloco reticulados no núcleo depende da concentração do copolímero em bloco e do reticulante e do comprimento da cadeia do bloco PGMA-N3, pelo que a preparação de nanogéis foi manipulada simplesmente ajustando a razão molar dos grupos alquino e azida. Os nanogéis foram confirmados por ressonância magnética nuclear, espetroscopia de fotoelectrões de raios X, microscopia eletrónica de transmissão, análises de dispersão dinâmica da luz e cromatografia de permeação de gel. Verificou-se que o DPA reticula eficazmente o copolímero em bloco e permite a obtenção de nanoestruturas robustas, deixando ao mesmo tempo funcionalidades de azida prontas a serem clicadas em todo o domínio do núcleo, que se propõe estarem prontamente disponíveis para modificações químicas posteriores. [41]

2.1   PERFIL DO MEDICAMENTO
QUERCETINA

Descrição: Um flavonoide amplamente distribuído nas plantas. É um antioxidante, tal como muitos outros compostos fenólicos heterocíclicos. As formas glicosiladas incluem a RUTINA e a quercetrina.

Sinónimo: 3,3',4',5,7-penta-hidroxiflavona, dikvertin

Estrutura:

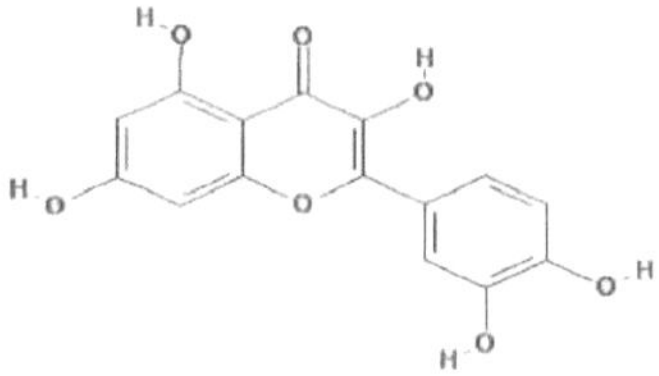

Figura 3.1.1: Estrutura da quercetina

Peso médio: 302,238 g/mol

Denominação IUPAC: 2-(3,4-di-hidroxifenil)-3,5,7-tri-hidroxicromen-4-ona

Categorias: Flavonol

Farmacologia:

Indicações: Para o tratamento e gestão da alergia sazonal, prevenção de cataratas diabéticas, infecções virais e doenças cardiovasculares. É utilizado como terapia adjuvante no cancro. Também é útil na prostatite crónica e na cistite intersticial.

Farmacodinâmica: A quercetina é um flavonoide polifenólico com potencial atividade quimiopreventiva. A quercetina, omnipresente nas fontes alimentares vegetais e um dos principais bioflavonóides da dieta humana, pode produzir efeitos antiproliferativos resultantes da modulação das vias de transdução de sinal mediadas pelo EGFR ou pelo recetor de estrogénio. Embora o mecanismo de ação não seja totalmente conhecido, foram descritos os seguintes efeitos com este agente in vitro: diminuição da expressão da proteína p53 mutante e do oncogene p21-ras, indução da paragem do ciclo celular na fase G1 e inibição da síntese da proteína de choque térmico. Este composto demonstra igualmente uma sinergia e uma inversão do fenótipo de multirresistência, quando associado a fármacos quimioterapêuticos, in vitro. A quercetina produz igualmente efeitos anti-inflamatórios e anti-alérgicos mediados pela inibição das vias da lipoxigenase e da ciclo-oxigenase, impedindo assim a produção de mediadores pró-inflamatórios.

Mecanismo de ação: A quercetina é um inibidor específico da quinona redutase 2 (QR2), uma enzima (juntamente com o homólogo humano QR1) que catalisa o metabolismo das quinolinas tóxicas. A inibição da QR2 no plasmodium pode potencialmente causar stress oxidativo letal. A inibição da atividade antioxidante no plasmodium pode contribuir para matar os parasitas causadores da malária.

Absorção: O comportamento cinético global da quercetina diferiu notavelmente após a ingestão de quercetina aglicona ou rutina. A área média sob a curva de concentração plasmática-tempo de 0 h a 32 h [AUC(0- 32)] e os valores da concentração plasmática máxima (Cmax) dos dois tratamentos foram semelhantes. No entanto, o tempo para atingir a Cmax (tmax) foi significativamente mais curto após o tratamento com a quercetina aglicona do que após o tratamento com a rutina (1,9, 2,7 e 4,8 versus 6,5, 7,4 e 7,5 h, para as doses 1, 2 e 3, respetivamente). Além disso, a absorção da quercetina a partir da quercetina aglicona era previsível e a variação inter-individual era pequena. Em contrapartida, após a ingestão de rutina, as variações interindividuais nos valores de AUC(0-32) e Cmax foram consideráveis e parecem estar associadas ao género e à utilização de contraceptivos orais. A quercetina e a rutina foram encontradas no plasma como glucurónidos e/ou sulfatos de quercetina e como aglicona de quercetina não conjugada, mas não foi detectada rutina.

Efeitos adversos: Dor de cabeça, visão turva, tonturas, dor surda ou sensação de pressão ou peso nas pernas, acumulação de líquido no joelho, comichão na pele perto das veias danificadas, nervosismo, pancadas nos ouvidos, pele vermelha, escamada ou amaldiçoada, batimentos cardíacos lentos ou rápidos, pés e tornozelos inchados.

2.2 PERFIL DOS POLÍMEROS E ADITIVOS

ÁCIDO OLEICO

Sinónimos:

Ácido Cis-9-Octadecenóico, Oleato

Denominação química:

Ácido 9-Octadecenóico

Fórmula empírica e peso molecular:

$_3$ CH "6 (282,468 g/mol)

Estrutura:

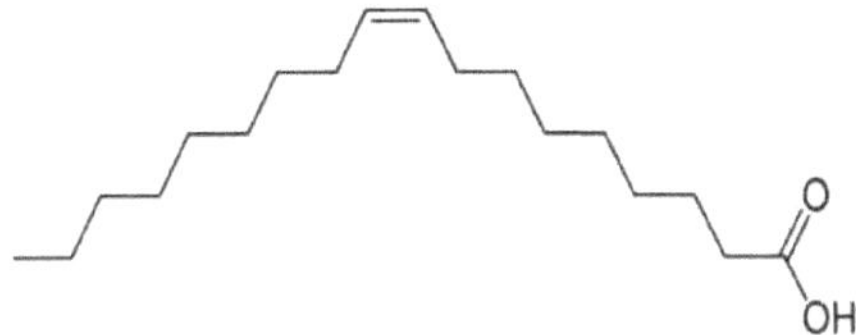

Figura 3.2.1: Estrutura do ácido oleico

Categoria funcional:

Agente emulsionante, penetrante da pele

Aplicações na Formulação ou Tecnologia Farmacêutica:

O ácido oleico é utilizado como agente emulsionante em alimentos e formulações farmacêuticas tópicas. Também tem sido utilizado como potenciador da penetração em formulações transdérmicas, para melhorar a biodisponibilidade de fármacos pouco solúveis em água em formulações de comprimidos e como parte de um veículo em cápsulas de gelatina mole. O ácido oleico marcado com 131I e 3H é utilizado em imagiologia médica. O neotame pode ser utilizado em quantidades sub-açucaradas como intensificador de sabor, por exemplo, com sabor a menta ou morango.

Descrição:

O ácido oleico é um líquido oleoso de cor amarelada a castanha clara, com um odor e sabor característicos a banha de porco. O ácido oleico é constituído principalmente por ácido (Z)-9-octadecenóico, juntamente com quantidades variáveis de ácidos saturados e outros ácidos insaturados. Pode conter um antioxidante adequado.

Propriedades típicas

Acidez/alcalinidade pH: pH: 4,4 (solução aquosa saturada)

Ponto de ebulição: 286 °C a 13,3 kPa (100 mmHg) (decomposição a 80-100 °C)

Densidade (a granel): 0,895 g/cm^3

Ponto de fusão: 3- 16 °C

Gravidade específica: 0,889 - 0,895

Viscosidade (dinâmica): 26 mPa s (26 cP) a 25 °C

Solubilidade:

O ácido oleico é miscível com benzeno, clorofórmio, etanol (95%), éter, hexano e óleos fixos e voláteis; praticamente insolúvel em água.

Estabilidade e condições de armazenamento:

Estabilidade química: Quando exposto ao ar, o ácido oleico absorve gradualmente o oxigénio, escurece a cor e desenvolve um odor mais pronunciado. À pressão atmosférica, decompõe-se quando aquecido a 80-100 °C. **Armazenamento:** O ácido oleico deve ser armazenado num recipiente bem cheio e bem fechado, protegido da luz, num local fresco e seco.

Incompatibilidades:

O ácido oleico é incompatível com alumínio, cálcio, metais pesados, soluções de iodo, ácido perclórico e agentes oxidantes. O ácido oleico reage com álcalis para formar sabões.

POLOXAMER

Sinónimo:

Lutrol, Monolan, Pluronic, poloxalkol, poloxamera, copolímero de polietileno-propilenoglicol, copolímero de polioxietileno-polioxipropilenoSupronic, Synperonic.

Nome químico:

Copolímero em bloco de a-hidro-^-hidro\ypoly(o\yyethylene)poly(o\ypropylene) poly-(oxyethylene)

Fórmula empírica e peso molecular:

Polo\amer 188: $HO(C_2H_4O)_{80}(C_3H_6O)_{27}(C_2H_4O)_{80H}$; 7680-9510

Polo\amer 407: $HO(C_2H_4O)_{101}(C_3H_6O)_{56}(C_2H_4O)_{101H}$; 9840-14600

Estrutura:

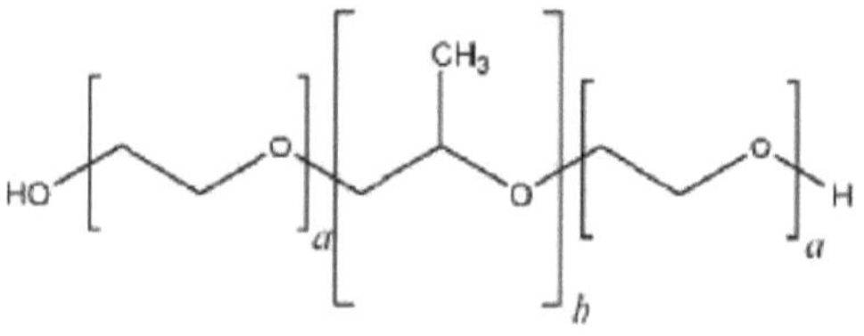

Poloxâmero 188: a-80, b-27; Poloxâmero 407: a-101, b-56

Figura 3.2.2: Estrutura do poloxâmero

Categoria funcional: Agente dispersante, agente emulsionante, agente solubilizante, lubrificante de comprimidos e agente molhante.

Aplicações na Formulação ou Tecnologia Farmacêutica:

Os poloxamers são copolímeros não iónicos de polioxietileno-polioxipropileno utilizados principalmente em formulações farmacêuticas como agentes emulsionantes ou solubilizantes. O segmento de polioxietileno é hidrofílico, enquanto o segmento de polioxipropileno é hidrofóbico. Todos os poloxamers são quimicamente semelhantes na sua composição, diferindo apenas nas quantidades relativas de óxidos de propileno e etileno adicionados durante o fabrico. As suas propriedades físicas e tensoactivas variam numa vasta gama e estão disponíveis comercialmente vários tipos diferentes. Os poloxamers são utilizados como agentes emulsionantes em emulsões gordas intravenosas e como agentes solubilizantes e estabilizadores para manter a clareza de elixires e xaropes. Os poloxamers podem também ser utilizados como agentes molhantes; em pomadas, bases de supositórios e géis; e como aglutinantes e revestimentos de comprimidos. O poloxâmero 188 foi igualmente utilizado como agente emulsionante para fluorocarbonetos utilizados como substitutos artificiais do sangue e na preparação de sistemas de dispersão sólida. Mais recentemente, os poloxamers foram utilizados em sistemas de administração de medicamentos. Em termos terapêuticos, o poloxâmero 188 é administrado por via oral como agente humectante e lubrificante das fezes no tratamento da obstipação; é geralmente utilizado em combinação com um laxante como o dantron. Os poloxâmeros podem também ser utilizados terapeuticamente como agentes humectantes em formulações para gotas oculares, no tratamento de cálculos renais e como produtos de limpeza de feridas cutâneas. Os poloxâmeros 338 e 407 são utilizados em soluções para o tratamento de lentes de contacto.

Descrição:

Os poloxamers apresentam-se geralmente como grânulos brancos, cerosos, de fluxo livre ou como sólidos fundidos. São praticamente inodoros e insípidos.

Propriedades típicas

Acidez/alcalinidade pH : 5,0-7,4 para uma solução aquosa a 2,5% p/v.

Densidade: 1,06 g/cm^3 a 25 C°

Fluidez: Os poloxamers sólidos são fluidos.

Valor HLB: 0,5-30; 29 para o poloxâmero 188.

Ponto de fusão:

52-57° C para o poloxâmero 188; 52-57° C para o poloxâmero 407.

Teor de humidade: Os poloxamers contêm geralmente menos de 0,5% p/p de água e são higroscópicos apenas a uma humidade relativa superior a 80%.

Solubilidade: Poloxâmero 188 muito solúvel em etanol a 95% e água; Poloxâmero 407 muito solúvel em etanol a 95%, propan-2-ol e água.

Tensão superficial:

19,8mN/m (19,8 dynes/cm) para uma solução aquosa de poloxâmero 188 a 0,1% p/v a 25° C;

24,0 mN/m (24,0 dynes/cm) para uma solução aquosa de poloxâmero 188 a 0,01% p/v a 25° C;

26,0 mN/m (26,0 dynes/cm) para uma solução aquosa de poloxâmero a 0,001% p/v a 25° C.

Viscosidade (dinâmica): 1000 mPa s (1000 cP) como uma fusão a 77° C para o poloxâmero 188.

Estabilidade e condições de armazenamento:

Os poloxamers são materiais estáveis. As soluções aquosas são estáveis na presença de ácidos, álcalis e iões metálicos. No entanto, as soluções aquosas favorecem o crescimento de bolores. O material a granel deve ser armazenado num recipiente bem fechado, num local fresco e seco.

Incompatibilidades:

Dependendo das concentrações relativas, o poloxâmero 188 é incompatível com fenóis e parabenos.

POLISSORBATO 80

Sinónimo:

Atlas E, Armotan PMO 20, Capmul POE-O, Cremophor PS 80, Crillet 4, Crillet 50, Drewmulse POE- SMO, Drewpone 80K, Durfax 80, Durfax 80K, E433, Emrite 6120; Eumulgin SMO; Glycosperse O-20; Hodag PSMO-20; Liposorb O-20; Liposorb O-20K, Montanox 80, oleato de polioxietileno 20, polissorbato 80, Protasorb O-20, Ritabato 80, derivados de poli(oxi1,2-etanodietil) de mono-9-octadecenoato de (Z)-sorbitano, Tego SMO 80, Tego SMO 80V, Tween 80.

Nome químico:

Monooleato de polioxietileno 20 sorbitano

Fórmula empírica e peso molecular:

$C_{64}H_{124}O_{26}$; 1310

Estrutura:

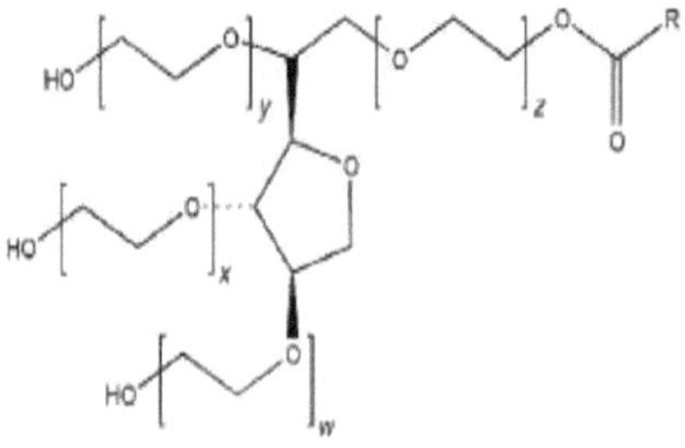

Figura 3.2.3: Estrutura do polissorbato 80

Categoria funcional:

Agente dispersante, agente emulsionante, tensioativo não iónico, agente solubilizante, agente de suspensão e agente molhante.

Aplicações na formulação ou tecnologia farmacêutica:

Os ésteres de ácidos gordos de polioxietileno sorbitano (polissorbatos) são uma série de ésteres parciais de ácidos gordos de sorbitol e dos seus anidridos copolimerizados com cerca de 20, 5 ou 4 moles de óxido de etileno por cada mole de sorbitol e dos seus anidridos. O produto resultante é, por conseguinte, uma mistura de moléculas de dimensões variáveis e não um composto único e uniforme. Os polissorbatos com 20 unidades de oxietileno são tensioactivos hidrofílicos não iónicos muito utilizados como agentes emulsionantes na preparação de emulsões farmacêuticas estáveis óleo em água. Podem também ser utilizados como agentes solubilizantes para uma variedade de substâncias, incluindo óleos essenciais e vitaminas solúveis em óleo, e como agentes molhantes na formulação de suspensões orais e parenterais. Verificou-se que são úteis para melhorar a biodisponibilidade oral de moléculas de fármacos que são substratos da pglicoproteína. Os polissorbatos são também amplamente utilizados em cosméticos e produtos alimentares.

Descrição:

O polissorbato 80 tem um odor caraterístico e um sabor quente e algo amargo. Apresenta-se sob a forma de líquido oleoso amarelo a 25° C , embora se deva ter em conta que a intensidade absoluta da cor dos produtos pode variar de lote para lote e de fabricante para fabricante.

Propriedades típicas

Índice de acidez: 2,0%

Acidez/alcalinidade pH : 6,0-8,0 para uma solução aquosa a 5% p/v.

Ponto de inflamação: 149 C°

Valor HLB: 15,0

Valor hidroxilo: 65-80

Teor de humidade: 3.0

Saponificação: 45-55

Solubilidade: Solúvel em etanol e água, mas insolúvel em óleo mineral e óleo vegetal.

Densidade específica: 1,08 a 25 C°

Tensão superficial: Para soluções a 0,1% p/v, 42,5 mN/m a 20 C°

Viscosidade (dinâmica): 425 mPa

Estabilidade e condições de armazenamento:

Os polissorbatos são estáveis aos electrólitos e aos ácidos e bases fracos; ocorre uma saponificação gradual com ácidos e bases fortes. Os ésteres do ácido oleico são sensíveis à oxidação. Os polissorbatos são higroscópicos e devem ser examinados quanto ao teor de água antes da utilização e secos, se necessário. Além disso, tal como acontece com outros tensioactivos polioxietilénicos, o armazenamento prolongado pode levar à formação de peróxidos. Os polissorbatos devem ser armazenados num recipiente bem fechado, protegido da luz, num local fresco e seco.

Incompatibilidades:

A descoloração e/ou precipitação ocorrem com várias substâncias, especialmente fenóis, taninos, alcatrões e materiais semelhantes ao alcatrão. A atividade antimicrobiana dos conservantes parabenos é reduzida na presença de polissorbatos.

CAPÍTULO 3

3.0 MATERIAL E MÉTODOS

3.1 MATERIAIS

Chemicals	Manufactured by
Quercetin	Sigma-Aldrich
Poloxamer 407	Sigma-Aldrich
Tween 80	Sigma-Aldrich
Oleic acid	R&M Marketing, Essex, U.K

Quadro 3.3.1: Lista dos ingredientes utilizados

3.2 EQUIPAMENTO

Equipment	Company
Gel strength apparatus	(Assemble)
Mucoadhesive force apparatus	(Assemble)
Spreadability apparatus	(Assemble)
Brookfield DV-II+ Pro Digital Viscometer	USA
Microscope with Olympus 70 G Camera scope 9-DN-117M	USA
Lan optics refractometer	Labolan Spain
pH meter	Hanna Instruments USA
Ultrasonic Processor	Qsonica USA

Tabela 3.4.1: Lista de instrumentos e equipamentos utilizados

3.3 COMPOSIÇÃO DO NANOEMULGEL

Run	A:Water, w/w	B:Oleic acid, w/w	C: P 407 :Tween 80 (1:3)
1	6	1	2
2	4.6	1.6	2.6
3	5.3	1.3	2.3
4	5	2	2
5	5	1	3
6	4	1	4
7	4	3	2
8	4	3	2
9	5	2	2
10	6	1	2
11	4	2	3
12	4.3	2.3	2.3
13	4	1	4
14	4.3	1.3	3.3

Tabela 3.5.1 Composição do nanoemulgel

3.4 MÉTODO DE PREPARAÇÃO DO NANOEMULGEL

O nanoemulgel foi preparado utilizando a quantidade adequada, conforme indicado na *Tabela 3.5.1.*

Foram preparadas um total de 14 amostras de corrida. Na corrida 1, 6 g de água foram pesados com exatidão utilizando uma balança de massa e depois transferidos para um frasco. Os surfactantes e co-surfactantes (Poloxamer 407 e Tween 80) foram utilizados para esta formulação com a proporção de 1:3. Foram pesados 0,67 g de poloxâmero 407 e 1,34 g de tween 80 e transferidos para o frasco que continha a água. Esta preparação foi fechada hermeticamente e rotulada como "execução 1", que foi depois armazenada no frigorífico durante 24 horas para garantir que o poloxâmero 407 se dissolve na água. Os passos 1 a 5 foram repetidos para mais 13 ensaios com quantidades diferentes de água, poloxâmero 407 e tween 80, como indicado no *quadro 3.5.1.*

Após 24 horas, todas as amostras foram retiradas do frigorífico e aquecidas à temperatura ambiente. Foram pesados 10 mg de quercetina e dissolvidos em óleo (ácido oleico) com as quantidades indicadas na *Tabela 3.5.1*. Em seguida, as misturas foram agitadas com uma vareta de vidro para dissolver completamente o fármaco no ácido oleico. As 14 misturas dissolvidas foram adicionadas às 14 amostras preparadas separadamente. Em seguida, foram sonicadas durante 2 minutos a 60 rpm utilizando um sonicador de sonda. As 14 amostras foram observadas e os resultados foram registados.

3.5 AVALIAÇÃO DO NANOEMULGEL

Espalhabilidade:

A amostra foi aplicada com 1 cm de largura entre duas lâminas de vidro e foi comprimida até atingir uma espessura constante, colocando um peso de 1 kg em cima da lâmina de vidro superior durante 5 minutos. Foi atado um peso de 115 g à lâmina superior. Foi registado o tempo necessário para que a lâmina de vidro superior se movesse para a placa inferior através de uma distância de 7 cm [42]. A capacidade de espalhamento da amostra é calculada utilizando as fórmulas:

S= ML/T

Onde, M = peso ligado à lâmina de vidro superior (g)

L= distância percorrida pela corrediça superior (cm)

T= tempo decorrido (seg)

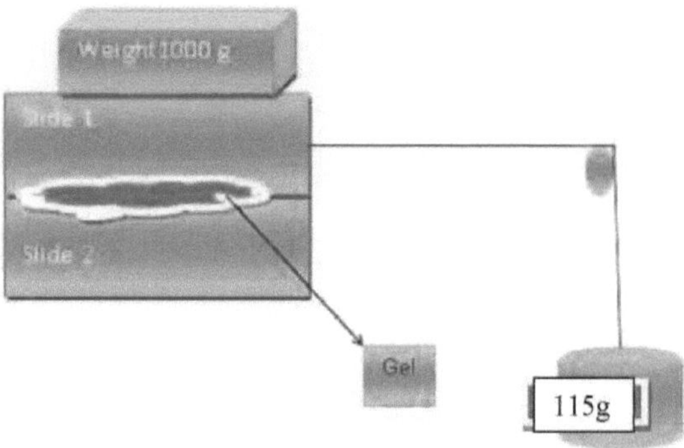

Figura 3.7.1: Aparelho utilizado para determinar a capacidade de espalhamento.

Viscosidade:

A viscosidade dos ensaios 4, 6, 7 e 11 foi medida utilizando o Viscosímetro Brookfield DV-II+ Pro. O número do fuso utilizado para a avaliação da viscosidade das amostras foi o n. 64. A viscosidade das amostras foi determinada a uma velocidade angular de 0,3% rpm.

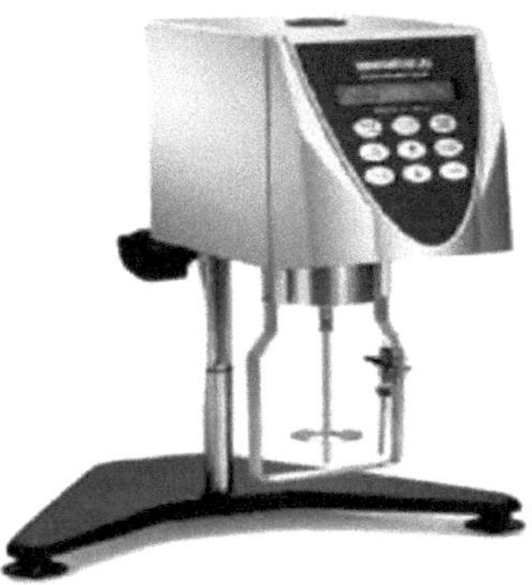

Figura 3.7.2: Representações fotográficas de instrumentos utilizados para a determinação da viscosidade.

Força mucoadesiva:

A força mucoadesiva das amostras foi avaliada do seguinte modo: uma secção das membranas da galinha foi cortada e imediatamente fixada com o lado da mucosa para fora em cada frasco de vidro, utilizando um fio. O frasco com a mucosa da galinha foi ligado à balança numa posição invertida, enquanto o primeiro frasco foi colocado a uma certa altura e fixado pelo suporte da retorta. A altura foi ajustada de modo a que as duas superfícies mucosas de ambos os frascos entrassem em contacto uma com a outra. Foi dado um tempo de contacto de 5 minutos. Em seguida, o peso foi colocado suavemente no outro lado da balança e foi aumentado gradualmente até o nanoemulgel e os tecidos da mucosa se separarem um do outro. A membrana de frango foi substituída em cada medição. [42]

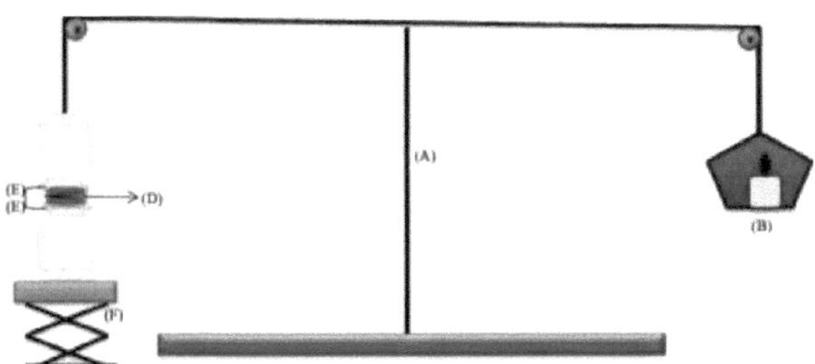

(A) Balança modificada (B) Peso (C) Frasco de vidro (D) Gel

(E) Membrana mucosa (f) Tabuleiro regulável em altura

Figura 3.7.3: Aparelho utilizado para determinar a força mucoadesiva

pH:

O pH do nanoemulgel foi determinado utilizando o medidor de pH microprocessado Hanna Instruments pH 211 [43]. [43] O processo é repetido para as restantes 9 amostras.

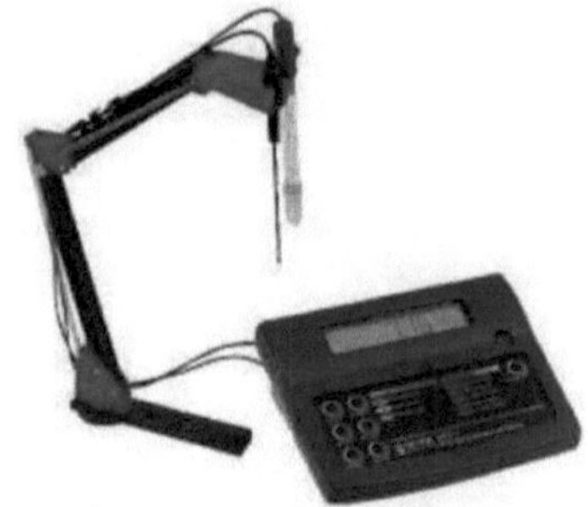

Figura 3.7.4: Representações fotográficas de instrumentos utilizados para determinação do pH.

Tamanho das partículas:

O tamanho das partículas é determinado aplicando uma pequena quantidade da amostra numa lâmina e observando-a num microscópio digital DN-117M. São determinadas as dimensões das partículas de um total de 10 amostras.

Força do gel:

Uma amostra de 90 g de nanoemulgel foi adicionada a uma proveta de 100 ml. O aparelho para determinar a força do gel foi deixado penetrar no gel. A força do gel foi medida pelo tempo, em segundos, que o aparelho demorou a penetrar 5 cm no nanoemulgel. Foram aplicados diferentes pesos ao aparelho, 91,68g, 27,23g e 442,38g.

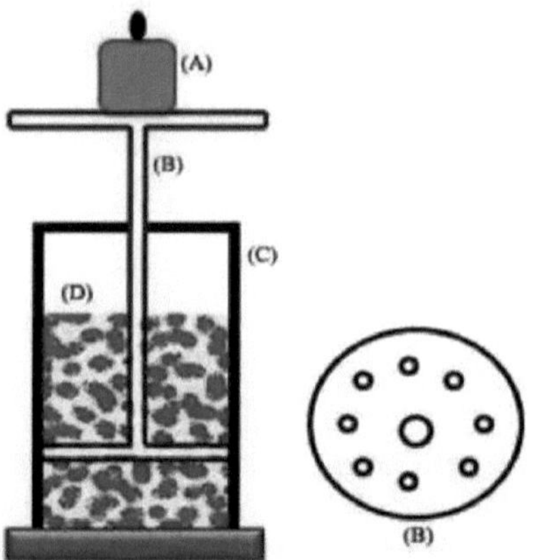

Figura 3.7.5: Aparelho utilizado para determinar a resistência do gel.

Índice de refração:

O índice de refração da amostra foi medido aplicando uma pequena quantidade da amostra ao aparelho Lan

Refratómetro Optics. Este procedimento foi repetido para as restantes 9 amostras.

Estudos de libertação de fármacos in vitro:

A libertação do fármaco dos SLNs foi efectuada utilizando o método do saco de diálise. O tampão fosfato (PBS, pH 7,4) com 0,2% (p/v) de dodecil sulfato de sódio (SDS) foi utilizado como meio de dissolução. O saco de diálise (peso molecular de 12 kDa, SigmaAldrich) podia reter o nanoemulgel e permitir a difusão do fármaco livre no meio de dissolução. Os sacos foram embebidos em água bidestilada durante 8 h antes da utilização da dispersão de nanoemulgel carregada com quecertina, tendo sido vertidos 2 ml no saco com as duas extremidades fixadas por grampos. Em seguida, os sacos foram colocados num tubo de centrifugação de 50 ml e foram-lhe adicionados 25 ml de meio de dissolução fresco. Os tubos de centrifugação foram colocados numa incubadora com agitação termostática a 37°C a uma velocidade de 120 rpm. Às 0,5, 1, 2, 4, 6, 8, 10 e 12 horas dos pontos temporais, foram retirados 0,5 ml dos meios no frasco cónico para análise e foi então adicionada a mesma quantidade de meio de diálise fresco para manter as condições. O conteúdo de fármaco nas amostras foi analisado pelo método detalhado de UV.

CAPÍTULO 4

4.0 RESULTADOS E DEBATE

Resultados e discussão

Run	A:Water, w/w	B:Oleic acid, w/w	C:P 407 :Tween 80 1:3	Size, nm	pH	Refractive Index	Viscosity, cps	Gel Strength, seconds	Spreadability, gm.cm/sec.	Bioadhesive Force, Dynes/cm²
1	6	1	2	240.1	3.56	1.378	18755	200.11	10.32	20989.3
2	4.6	1.6	2.6	225.4	3.9	1.394	6800	60.21	3.73	21324.3
3	5.3	1.3	2.3	229.3	3.95	1.386	4500	51.44	126.37	30250.3
4	5	2	2	231.6	3.58	1.401	17216	135.27	173.87	23904.5
5	5	1	3	229.6	4.18	1.395	10900	80.46	9.73	21894.9
6	4	1	4	224.8	4.07	1.414	25500	299.52	148.81	22626.8
7	4	3	2	247.7	3.89	1.419	3939	40.31	58.84	17019.7
8	4	3	2	246.7	3.87	1.419	3945	42.22	56.72	17009.1
9	5	2	2	232.4	3.59	1.401	17220	136.56	170.22	23900.3
10	6	1	2	242.3	3.59	1.378	18740	199.12	10.36	20985.1
11	4	2	3	227.4	3.56	1.408	23000	253.28	5.56	15890.1
12	4.3	2.3	2.3	223.6	3.46	1.402	7659	65.33	59.85	18359.4
13	4	1	4	224.2	4.06	1.414	25510	298.31	142.33	22620.3
14	4.3	1.3	3.3	226.5	4.13	1.407	3239	39.15	50.41	18359.4

Tabela 4.1: Formulação optimizada

ANÁLISE DOS DADOS DE OPTIMIZAÇÃO E VALIDAÇÃO DO MODELO DE OPTIMIZAÇÃO

Para o desenho estudado, foi aplicado o tipo de desenho simplex-lattice para ajustar o componente de mistura completo em termos de L Pseudo equação com termos de interação adicionados para correlacionar as respostas estudadas com as variáveis examinadas, utilizando o software Design Expert versão 10 (Stat-Ease, Minneapolis, MN). Um projeto de mistura em rede simples de grau m consistia em m+1 pontos de valores igualmente espaçados entre 0 e 1 para cada componente. Se m = 2, então as fracções possíveis são 0, 1/2, 1. Para m = 3, os valores possíveis são 0, 1/3, 2/3, 1. Os pontos incluíam os componentes puros e pontos suficientes entre eles para estimar uma equação de grau m. Este desenho diferia de um desenho simplex-centróide por ter pontos suficientes para estimar um modelo cúbico completo.

Estas equações representam o efeito quantitativo da fase aquosa (A), da fase oleosa (B) e da relação tensioativo: co-surfactante (C) e da sua interação sobre o tamanho dos glóbulos (R1), o pH (R2), o índice de refração (R3), a viscosidade (R4), a força do gel (R5), a capacidade de espalhamento (R6) e a força bioadesiva (R7). Os valores dos coeficientes A, B e C estavam relacionados com o efeito destas variáveis nas respostas R1, R2, R3, R4, R5, R6 e R7. Os coeficientes com mais do que um termo de fator e aqueles com termos de ordem superior representavam termos de interação e relação quadrática, respetivamente. Um sinal positivo representa um efeito sinérgico, enquanto um sinal negativo indica um efeito antagónico. Foi adotado um procedimento de eliminação retroactiva para ajustar os dados ao modelo quadrático. Verificou-se que ambas as equações polinomiais eram estatisticamente significativas (P<0,01), tal como determinado utilizando ANOVA, de acordo com a disposição do software Design Expert (DX10).

Durante o desenvolvimento do nanoemulgel de quecertina, foi utilizado um desenho experimental fatorial completo de três níveis para identificar e estimar os efeitos principais e de interação de três factores de formulação diferentes - fase aquosa (A), fase oleosa (B) e relação tensioativo: co-surfactante (3:1) (C) - nos atributos críticos de qualidade do nanoemulgel desenvolvido. Com base no desenho experimental, as combinações de factores produziram respostas diferentes, conforme apresentado na Tabela 4.1. Estes resultados indicaram claramente que todas as variáveis dependentes dependem fortemente das variáveis independentes seleccionadas, uma vez que apresentaram uma grande variação entre os 14 lotes. A relação matemática gerada em termos de análise de pseudocomponentes L. para as variáveis estudadas foi expressa.

As conclusões da análise estatística (análise de variância, ANOVA) mostraram que os modelos gerados para o tamanho do glóbulo, pH, Índice de Refração, Viscosidade, Força do Gel, Espalhabilidade e Força Bioadesiva foram significativos (p < 0,05), indicando que as três respostas listadas foram bem descritas pelos modelos propostos.

As relações matemáticas geradas através da análise de regressão linear múltipla para as variáveis estudadas estão expressas na Tabela 3.

Tamanho = +241,09A +247,09B +224,39C -49,23AB -14,29AC-35,09BC +9,61A^2 BC +9,61A^2 BC - 742,79AB^2 C +481,75 ABC^2

pH= +3,57 A +3,88 B +4,06 C -0,57 AB +1,44 AC -1,65 BC +16,89 A^2 BC-24,69 AB^2 C+19,60 ABC^2

Índice de refração = +1,38A +1,42 B +1,41C +0,010 AB -3,850 AC -0,034 BC -0,34 A^2 BC - 0,56

$AB^2 C +0.38 ABC^2$

Viscosidade $= +18450.14$ A $+3644.64$ B $+25207.64$ C $+22303.55$ AB -48473.35 AC $+29537.65$ BC-3.542 A^2 BC $+84369.73$ AB^2 C -9.204 ABC^2

Resistência do gel $= +196,91$ A $+38,56$ B $+296,21$ C $+51,07$ AB $-707,70$ AC $+300,28$ BC $-754,85$ A^2 BC $+224.35$ AB C^2

Espalhabilidade$= +12.33$ A $+59.77$ B $+147.56$ C $+559.90$ AB -249.02 AC -360.58 BC $+4561.09$ A^2 BC -4180.79 AB^2 C -2660.66 ABC^2

Bioadesivo$= +21051.78$ A $+17078.98$ B $+22688.13$ C $+19864.71$AB $+1133.04$ AC -14940.56 BC $+7.031$A^2 BC -2.220 AB C^2

Os resultados da conceção experimental revelaram que o tamanho médio dos glóbulos do nanoemulgel de quecertina foi significativamente aumentado pela fase aquosa (A), pela fase oleosa (B) e pelo rácio tensioativo: co-surfactante (3:1) (C). A análise do tamanho dos glóbulos do nanoemulgel de quecertina situou-se no intervalo de 223,6 - 247,7 nm, como se mostra na Tabela 4.1. Havia apenas 0,03% de hipóteses de que um valor F tão elevado pudesse ocorrer devido a ruído. Valores de "Prob> F" inferiores a 0,0500 indicam que os termos do modelo são significativos. Neste caso, A, B, C, AB, BC, AB^2 C, ABC^2 eram termos significativos do modelo. O valor "Lack of Fit F-value" de 10,84 implicava que a falta de ajuste era significativa. Havia apenas uma hipótese de 3,02% de que um "valor F de falta de ajuste" tão grande pudesse ocorrer devido a ruído. Todas as três variáveis tiveram um efeito positivo no tamanho do glóbulo, o que significa que estes factores foram diretamente proporcionais à resposta. A influência dos efeitos principais e anti-interactivos das variáveis independentes no tamanho do glóbulo foi ainda mais elucidada utilizando o gráfico de traços (piepel), o contorno 2D, o contorno real 2D e os gráficos de superfície de resposta 3D apresentados nas Figuras 4.1, 4.2, 4.3 e 4.4.

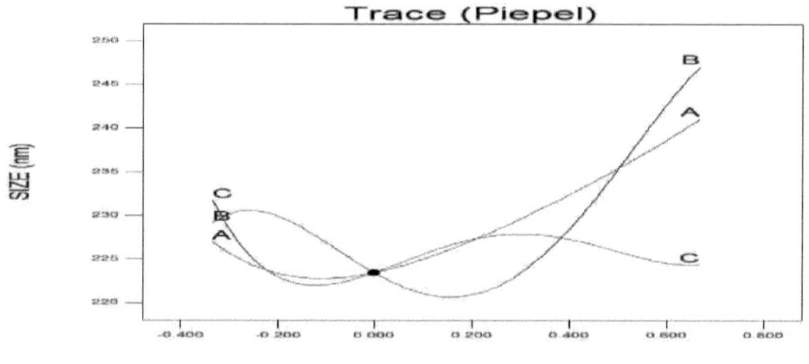

Figura- 4.1: O gráfico de traços (piepel) mostra o efeito principal da fase aquosa (A), da fase oleosa (B) e da
relação tensioativo: co-surfactante (C) no tamanho dos glóbulos.

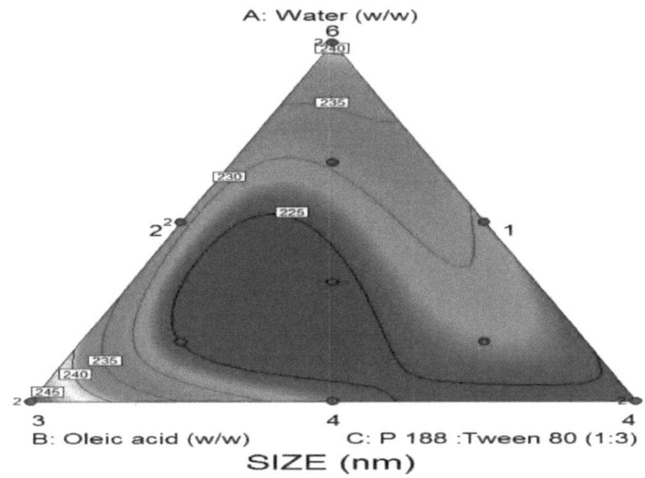

Figura-4.2: O gráfico de contorno 2D de resposta representa a interação entre a fase aquosa, a fase oleosa
e a relação tensioativo: co-surfactante que afecta o tamanho dos glóbulos.

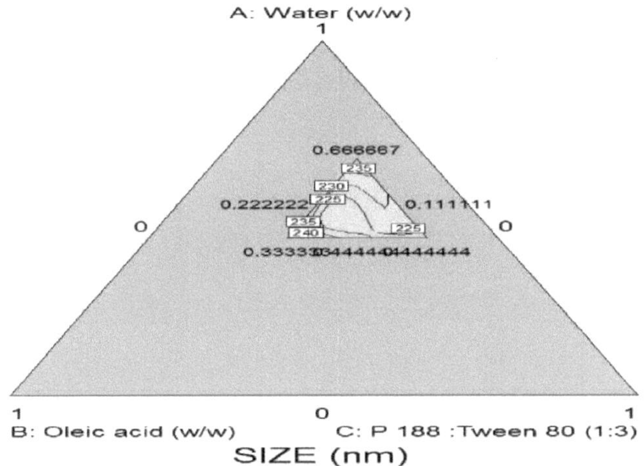

Figura-4.3: O gráfico de contorno real 2D da resposta representa a interação entre a fase aquosa,
a fase oleosa e a relação tensioativo: co-surfactante que afecta o tamanho dos glóbulos.

31

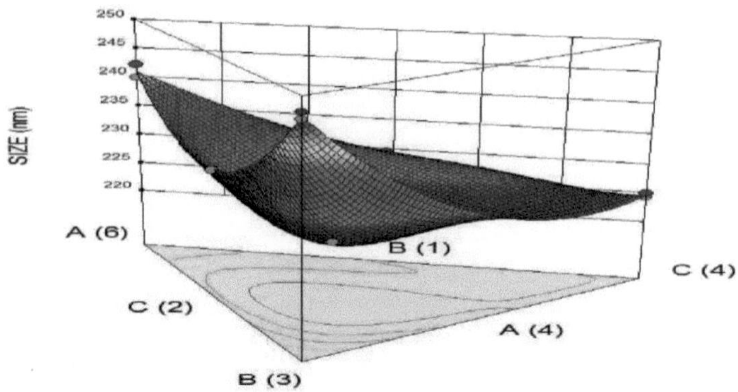

Figura-4.4: O gráfico de superfície 3D representa a interação entre a fase aquosa, a fase oleosa e
a
relação tensioativo: co-surfactante que afecta o tamanho dos glóbulos.

O comportamento reológico do nanoemulgel de quecertina situou-se no intervalo de 323925510cps, como se mostra na Tabela 4.1. A equação fatorial para a viscosidade apresentou um bom coeficiente de correlação (1,000) e o valor do modelo F de 7,44, o que implicou que o modelo era significativo. Os valores de "Prob> F" inferiores a 0,0500 indicam que os termos do modelo são significativos. Neste caso, A, C e AC eram termos significativos do modelo, como mostra a Tabela 4.1. Todas as três variáveis tiveram um efeito positivo na viscosidade, o que significa que estes factores foram diretamente proporcionais à resposta. A influência dos efeitos principais e interactivos das variáveis independentes na viscosidade foi ainda mais elucidada utilizando a perturbação e os gráficos de superfície de resposta 3D. Os efeitos principais individuais de A, B e C na viscosidade. Verificou-se que todas as variáveis tinham efeitos interactivos para a resposta (viscosidade). O gráfico de traços (piepel), o contorno 2D, o contorno real 2D e a superfície de resposta 3D da resposta (viscosidade) foram apresentados nas figuras 4.5, 4.6, 4.7 e 4.8 para representar os efeitos interactivos das variáveis independentes na viscosidade.

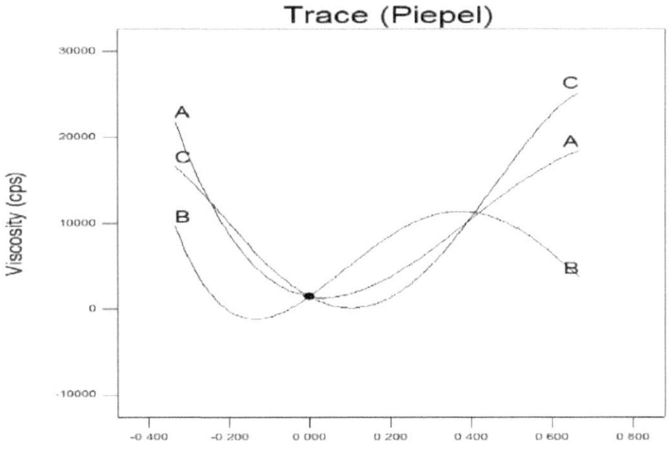

Figura-4.5: O gráfico de traços (piepel) mostra o efeito principal da fase aquosa (A), da fase oleosa (B) e da relação tensioativo: co-surfactante (C) na viscosidade.

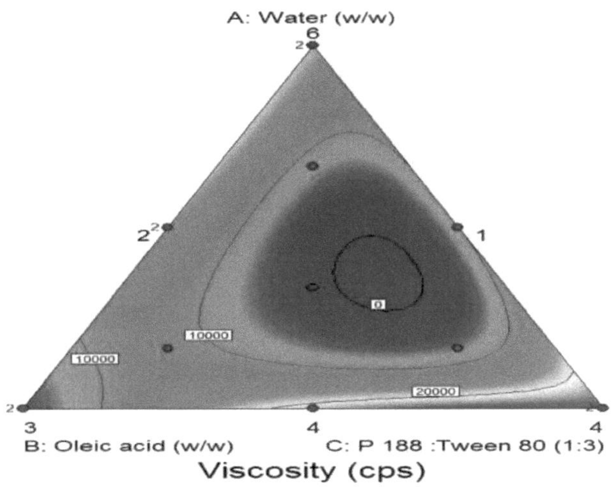

Figura-4.6: O gráfico de contorno 2D de resposta representa a interação entre a fase aquosa, a fase oleosa e a relação tensioativo: co-surfactante que afecta a viscosidade.

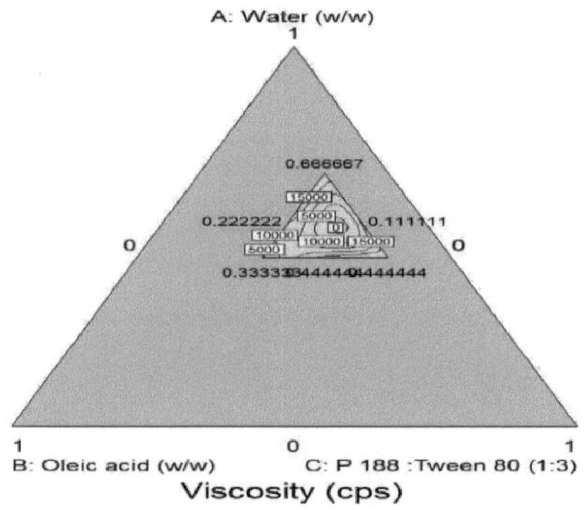

Figura-4.7: O gráfico de contorno real 2D da resposta representa a interação entre a fase aquosa, a fase oleosa e a relação tensioativo: co-surfactante que afecta a viscosidade.

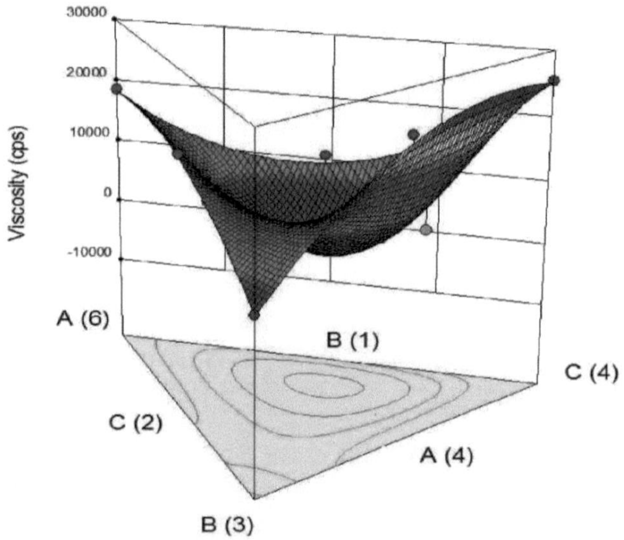

Figura-4.8: O gráfico de superfície 3D representa a interação entre a fase aquosa, a fase oleosa e o tensioativo
: a relação co-surfactante afecta a viscosidade.

Verificou-se que a força de gel do nanoemulgel de quecertina se situa no intervalo de 39,15-299,52 segundos, como se mostra na Tabela 4.1. A equação fatorial para a força do gel apresentou um bom coeficiente de correlação (1,000) e o valor do modelo F de 12,47, o que implicou que o modelo era significativo. Os valores de "Prob> F" inferiores a 0,0500 indicam que os termos do modelo são significativos. Neste caso, A, C, AC, ABC^2 eram termos significativos do modelo, como se pode ver na Tabela 4.1. Todas as três variáveis tiveram um efeito positivo na resistência do gel, o que significa que estes factores foram diretamente proporcionais à resposta. A influência dos efeitos principais e interactivos das variáveis independentes na força do gel foi ainda mais elucidada utilizando a perturbação e os gráficos de superfície de resposta 3D. Os efeitos principais individuais de A, B e C na resistência do gel são apresentados na Figura 4.1. O gráfico de traços (piepel), o contorno 2D, o contorno real 2D e a superfície de resposta 3D da resposta (viscosidade) foram apresentados nas figuras 4.9, 4.10, 4.11 e 4.12 para representar os efeitos interactivos das variáveis independentes na resistência do gel.

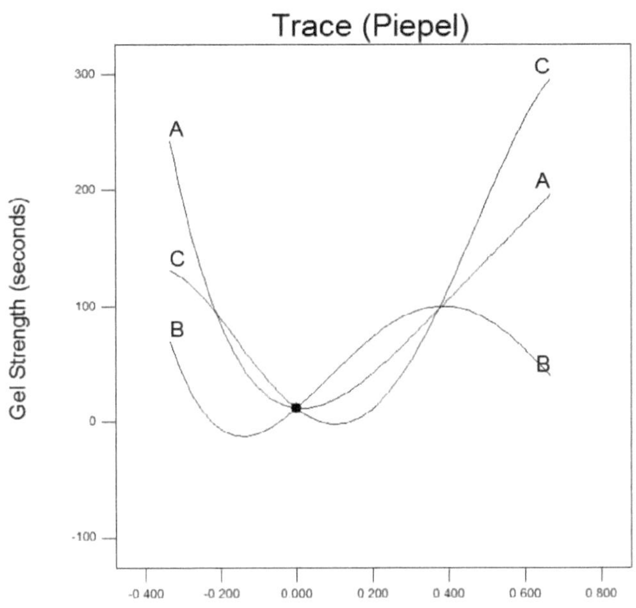

Figura-4.9: O gráfico de traços (piepel) mostra o efeito principal da fase aquosa (A), da fase oleosa (B) e do
rácio tensioativo: co-surfactante (C) na resistência do gel.

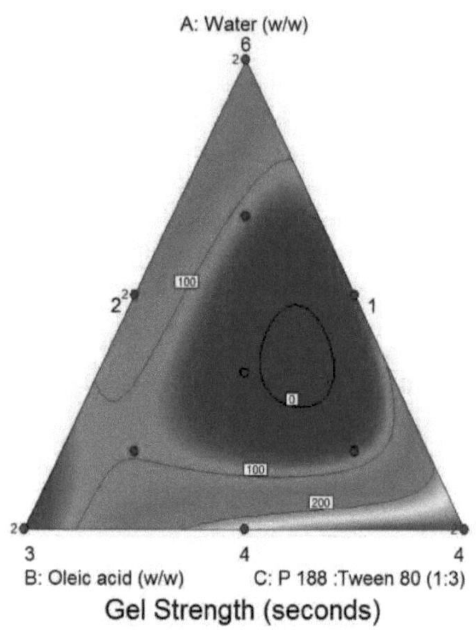

Figura-4.10: O gráfico de contorno 2D da resposta representa a interação entre a fase aquosa, a fase oleosa
e a relação tensioativo: co-surfactante que afecta a resistência do gel.

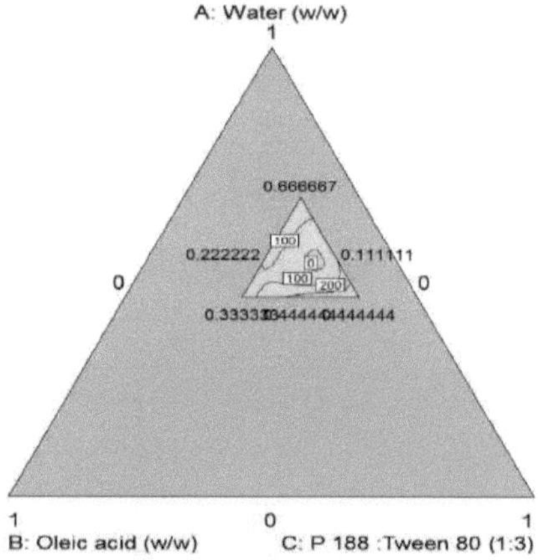

Figura-4.11: O gráfico de contorno real 2D da resposta representa a interação entre a fase aquosa
, a fase oleosa e a relação tensioativo: co-surfactante que afecta a resistência do gel.

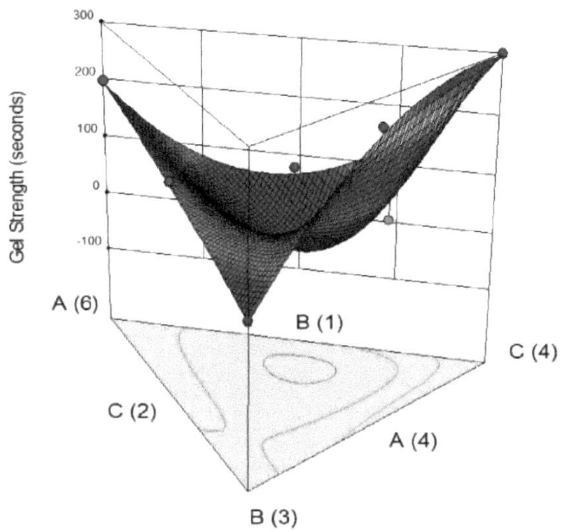

Figura-4.12: O gráfico de superfície 3D representa a interação entre a fase aquosa, a fase oleosa e a relação tensioativo: co-surfactante que afecta a resistência do gel.

Verificou-se que a capacidade de dispersão era significativa, com um valor F de 10,17, o que implica que o modelo era significativo. Havia apenas 1,03 % de hipóteses de que um valor F tão elevado pudesse ocorrer devido a ruído. Os valores de "Prob> F" inferiores a 0,0500 indicam que os termos do modelo são significativos. Neste caso, B, C, AB, BC eram termos significativos do modelo apresentado no Quadro 4.1. A influência dos efeitos principais e interactivos das variáveis independentes no tempo de gelificação foi ainda mais elucidada utilizando os gráficos de perturbação e de superfície de resposta 3D. Neste caso, B, C, AB, BC foram termos significativos do modelo. Verificou-se que todas as variáveis tinham efeitos interactivos para a resposta (espalhabilidade). O gráfico de traços (piepel), o contorno 2D, o contorno real 2D e a superfície de resposta 3D da resposta (viscosidade) foram apresentados nas figuras 4.13, 4.14, 4.15 e 4.16 para representar os efeitos interactivos das variáveis independentes na força do gel.

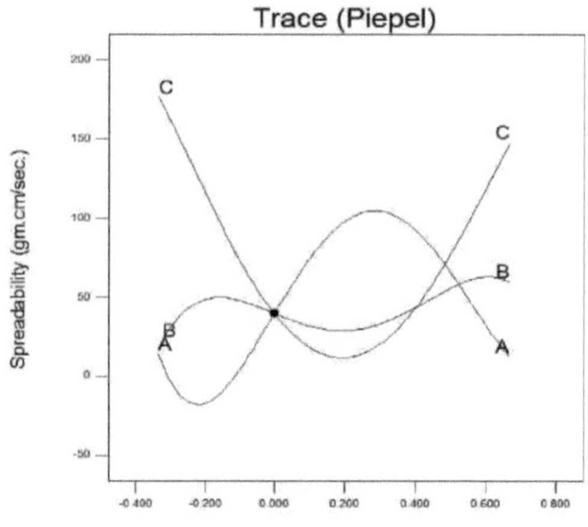

Figura-4.13: O gráfico de traços (piepel) mostra o efeito principal da fase aquosa (A), da fase oleosa (B) e da
relação tensioativo: co-surfactante (C) na capacidade de espalhamento.

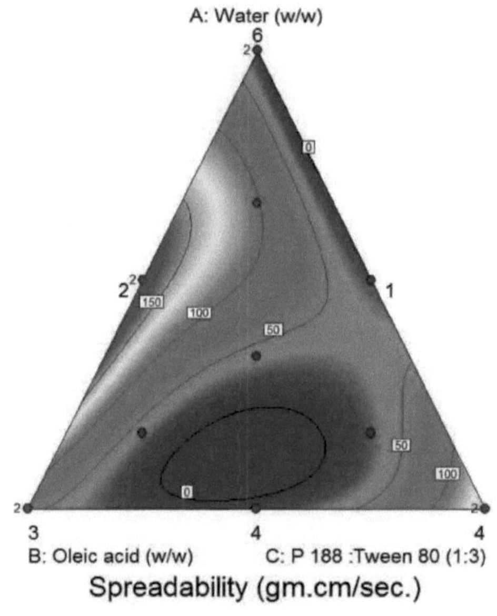

Figura-4.14: O gráfico de contorno 2D da resposta representa a interação entre a fase aquosa, a fase oleosa
e a relação tensioativo: co-surfactante que afecta a capacidade de espalhamento.

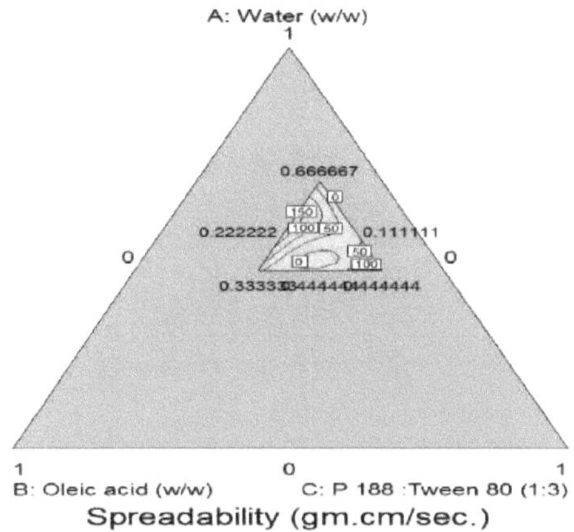

Figura-4.15: Gráfico de contorno real 2D de resposta que apresenta a interação entre a fase aquosa, a fase oleosa e a relação tensioativo: co-surfactante que afecta a capacidade de espalhamento

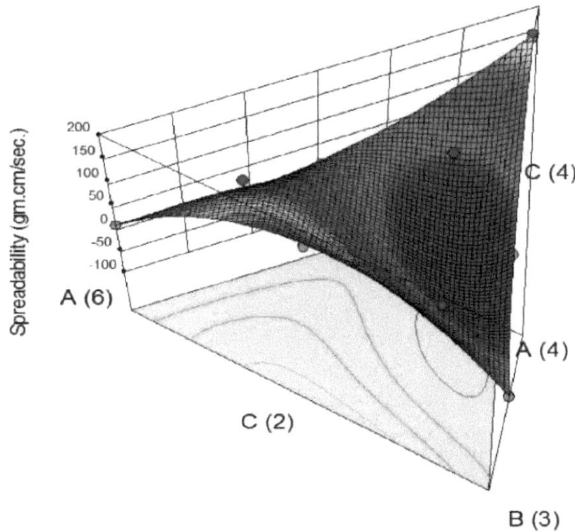

Figura-4.16: O gráfico de superfície 3D representa a interação entre a fase aquosa, a fase oleosa e a
relação tensioativo: co-surfactante que afecta a capacidade de espalhamento.

O modelo matemático gerado para a força bioadesiva foi considerado significativo com um valor F de 33,07 (p < 0,0001). Neste caso, A, B, C, AB, BC, A^2 BC, AB^2 C, ABC^2 foram termos significativos do modelo. Os valores de P inferiores a 0,0500 representaram os termos significativos do modelo, conforme indicado na Tabela 4.1. Verificou-se que todas as variáveis tinham efeitos interactivos para a resposta (capacidade de espalhamento). O gráfico de traços (piepel), o contorno 2D, o contorno real 2D e a superfície de resposta 3D da resposta (viscosidade) foram apresentados nas figuras 4.17, 4.18, 4.19 e 4.20 para representar os efeitos interactivos das variáveis independentes na força do gel.

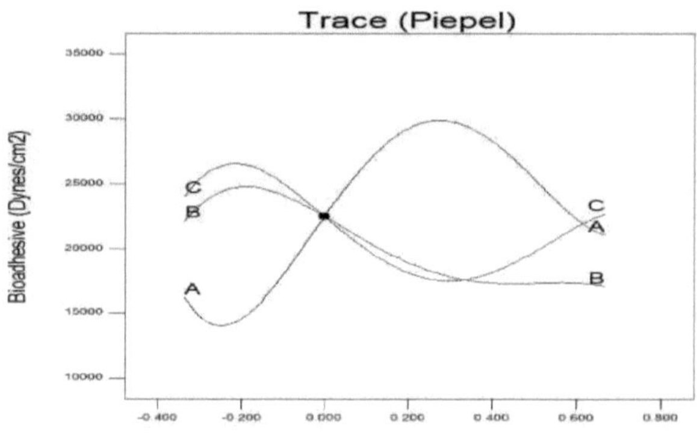

Figura-4.17: O gráfico de traços (piepel) mostra o efeito principal da fase aquosa (A), da fase oleosa (B) e do
rácio tensioativo: co-surfactante (C) na força biodeslizante.

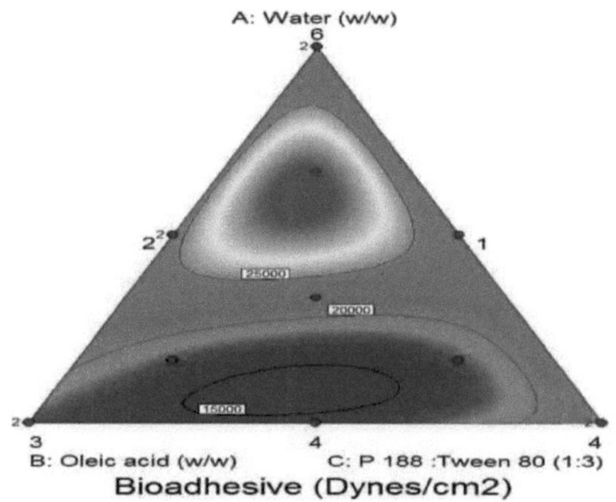

Figura-4.18: O gráfico de contorno 2D da resposta apresenta a interação entre a fase aquosa, a fase oleosa e a relação tensioativo: co-surfactante que afecta a força biodeslizante.

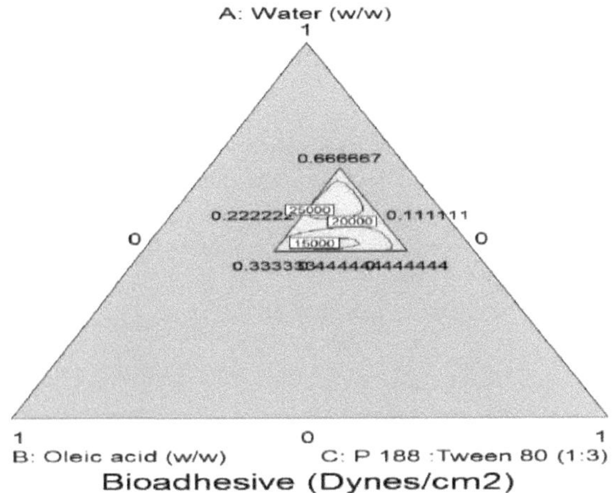

Figura-4.19: O gráfico de contorno real 2D da resposta representa a interação entre a fase aquosa, a fase oleosa e a relação tensioativo: co-surfactante que afecta a força biodeslizante.

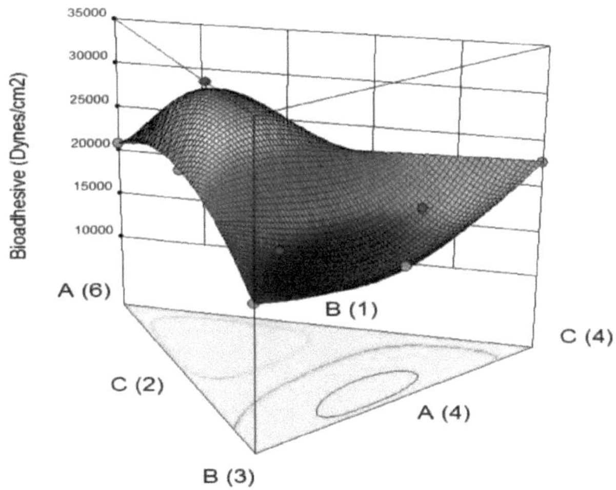

Figura-4.20: O gráfico de superfície 3D representa a interação entre a fase aquosa, a fase oleosa
e a
relação tensioativo: co-surfactante que afecta a força bioadesiva.

A percentagem de libertação do fármaco das nanopartículas durante o período de 24 horas para a formulação optimizada foi de 90% no final das horas, como se mostra na Figura 4.18 e 4.19.

CAPÍTULO 5

5.0 LIMITAÇÕES DO ESTUDO

A principal limitação da nossa investigação é a falta de orçamento e de equipamento. A falta de equipamento adequado para efetuar os testes de avaliação, tais como a resistência do gel, os estudos de mucoadesividade e de espalhabilidade, levou-nos a procurar um método alternativo utilizando aparelhos normais de laboratório. Tivemos de montar a maior parte dos nossos aparelhos de avaliação, o que pode levar a variações nos resultados dos testes.

CAPÍTULO 6

6.0 CONCLUSÃO

Nos próximos anos, a administração tópica de medicamentos será amplamente utilizada para melhorar a adesão dos doentes. Uma vez que o nanoemulgel é útil para aumentar a capacidade de espalhamento, a força do gel, a viscosidade e a bioadesão, esta nova forma de administração de fármacos tornou-se popular. Além disso, tornar-se-ão uma solução para carregar fármacos hidrofóbicos em bases de gel solúveis em água para uma estabilidade a longo prazo. Do mesmo modo, neste estudo, foram formuladas nanoemulgelas tópicas de quecertina e submetidas a estudos físico-químicos, ou seja, estudos reológicos, estudos do coeficiente de espalhamento e da força de bioadesão, estudos de libertação in vitro. A libertação in vitro das formulações testadas foi realizada para determinar a libertação do fármaco a partir do nanoemulgel e a duração da libertação do fármaco. A partir dos estudos in vitro, a formulação mostrou uma libertação máxima de 90% em 24 horas.

7.0 Apêndice

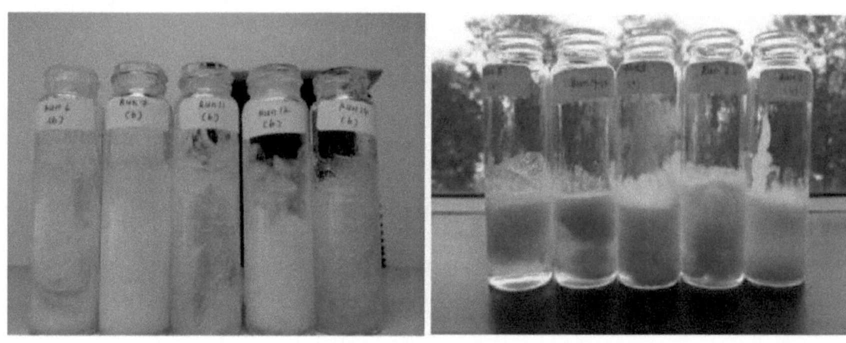

Figura 4.21: Formulação optimizada do Nanoemulgel de Quercetina

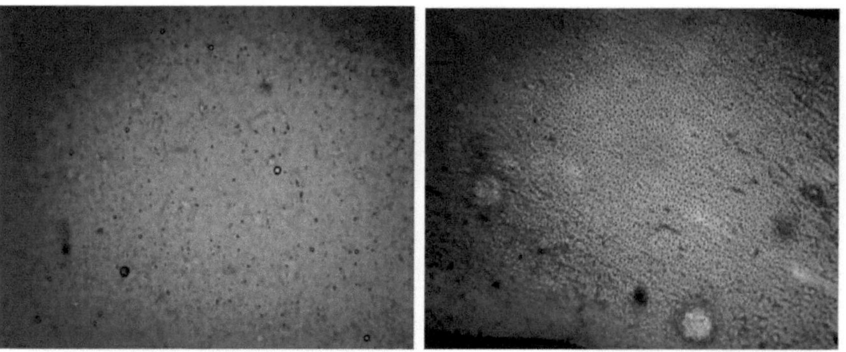

Run 1   Run 2

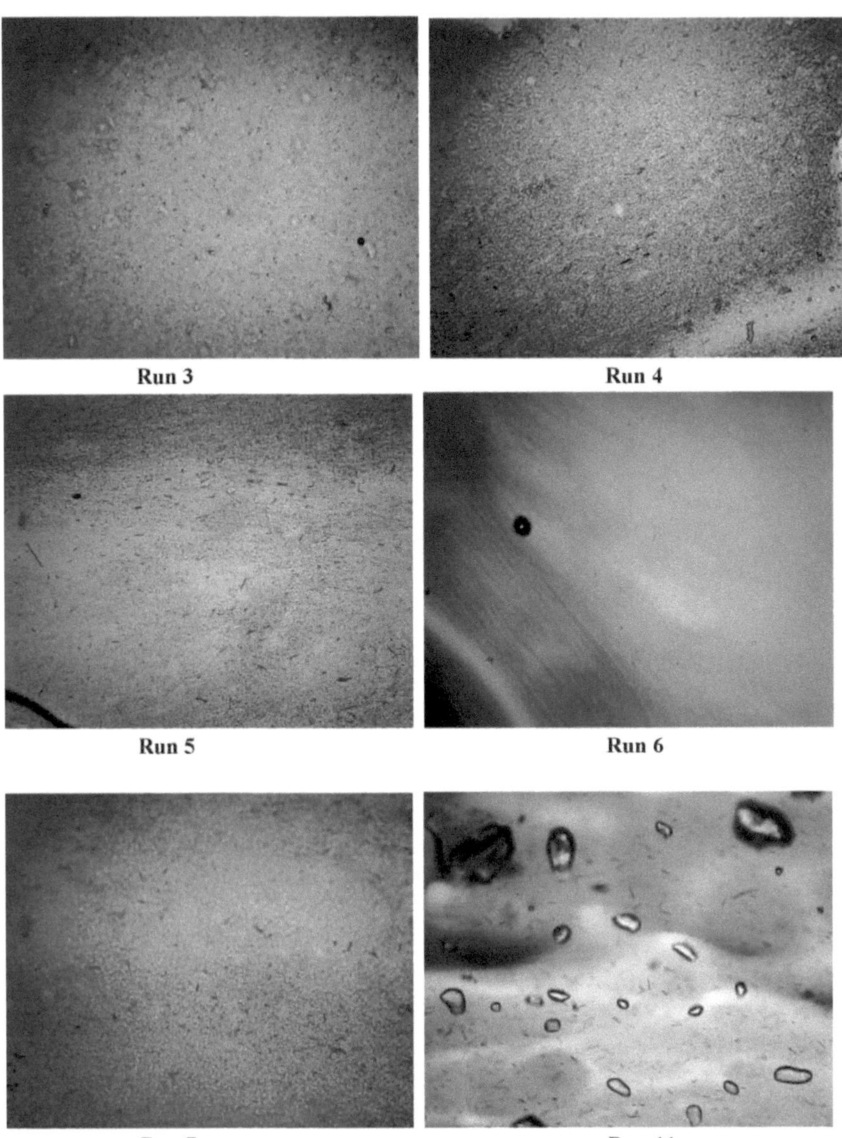

Run 3   Run 4

Run 5   Run 6

Run 7   Run 11

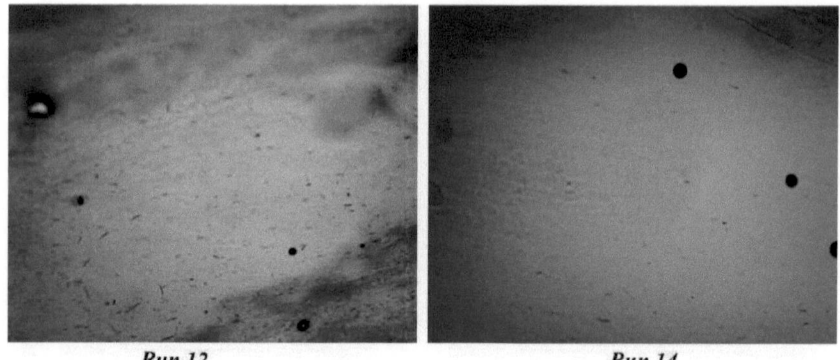

Figura 4.22: **Vista microscópica do nanoemulgel de quercetina**

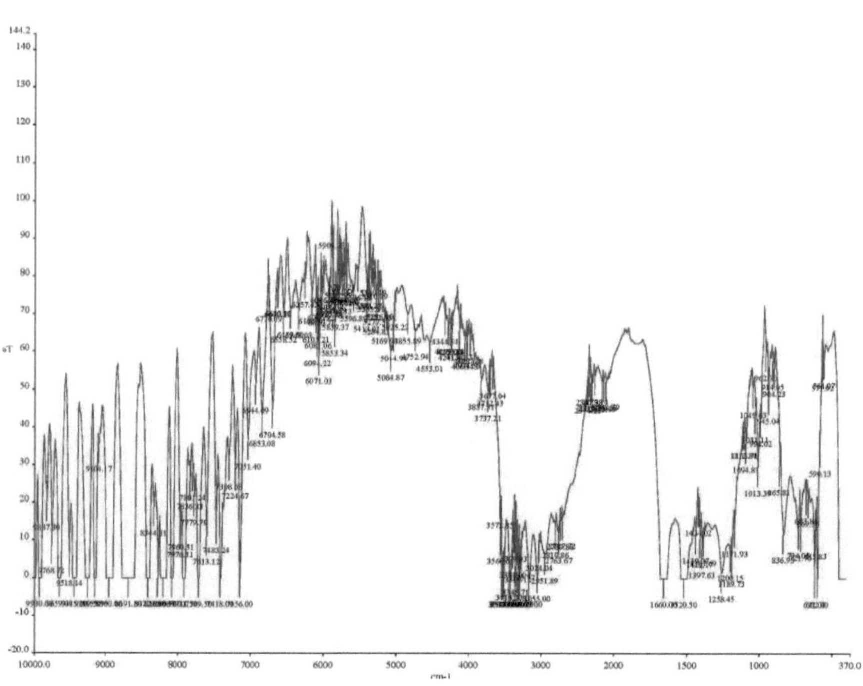

Figura 4.23: Espectroscopia de infravermelhos com transformada de Fourier da quercetina

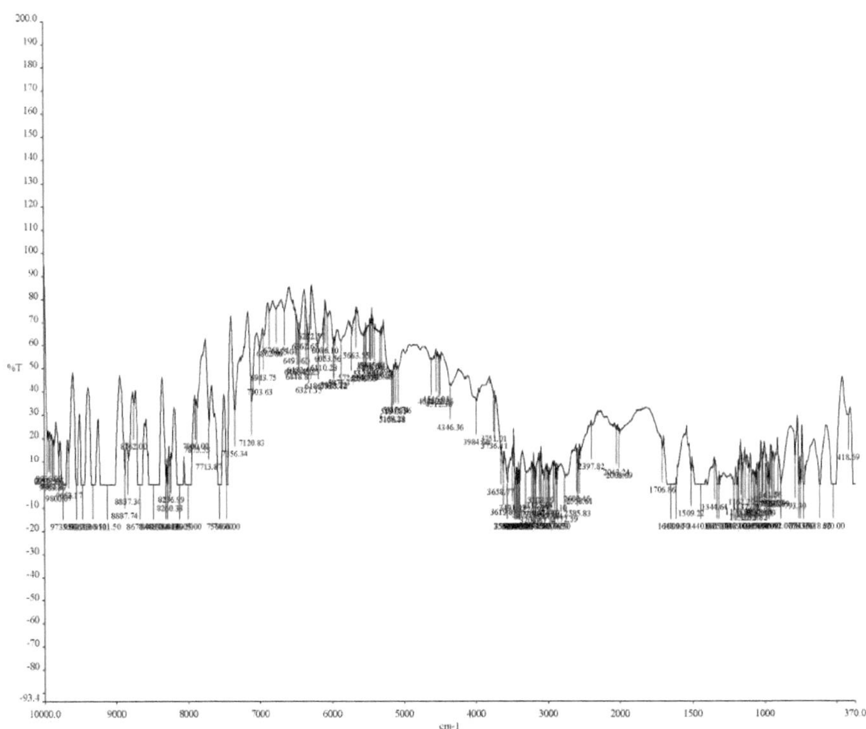

Figura 4.24: Espectroscopia de infravermelhos com transformada de Fourier da quercetina e do poloxâmero 407

CAPÍTULO 8

8.0 REFERÊNCIA

[1]   Singh B, Singh R, Bandyopadhyay S, Kapil R, Garg B. Sistemas nanoemulsionantes optimizados com biodisponibilidade melhorada de carvedilol. Colóides e Superfícies B: Biointerfaces. 2013; vol. 101: 465-474.

[2]   Ravi TPU, Padma T. Nanoemulsões para entrega de medicamentos por diferentes vias. Res. Biotechnol. 2001; 2(3): 1-13.

[3]   Tamilvanan S. Oil-in-water lipid emulsions: implications for parenteral and ocular delivering systems. Prog Lipid Res.2004; 43: 489-533.

[4]   Schmidts T, Dobler D, Nissing C, Runkel F. Influência de surfactantes hidrofílicos nas propriedades de emulsões W/O/W múltiplas. J Colloid Interface Sci. 2009; 338: 184-192.

[5]   Chen H, Chang X, Du D, Li J, Xu H. Formulação de ibuprofeno em hidrogel à base de microemulsão para administração tópica. Int J Pharm. 2006; 315: 52-58.

[6]   Zhu W, Guo C, Yu A, Gao Y, Cao F. Formulação de penciclovir em hidrogel à base de microemulsão para administração tópica. Int J Pharm. 2009; 378: 152-158.

[7]   Asija R. Emulgel: Uma nova abordagem para a administração tópica de medicamentos. Jornal de Investigação Biomédica e Farmacêutica. 2013; 2: 91-94.

[8]   Baibhav J. Emulgel: A comprehensive Review on the Recent Advances in Topical Drug Delivery. Revista Internacional de Investigação em Farmácia. 2011; 2: 60-70.

[9]   Shah AA. Emulgel: Uma preparação tópica para medicamentos hidrofóbicos. Pharm Tech Medica. 2013; 2: 370-376.

[10]   Panwar A, Upadhyay N, Bairagi M, Gujar S, Darwhekar GN. Emulgel: uma revisão. Revista asiática de farmácia e ciências da vida. 2011; 1: 333-343.

[11]   Gannu R, Palem CR, Yamsani VV, Yamsani SK, Yamsani MR. Biodisponibilidade melhorada da lacidipina através de géis transdérmicos à base de microemulsão: otimização da formulação, caraterização ex vivo e in vivo. Int J Pharm. 2010; 388: 231-241.

[12]   Vishnu PM, Sabitha M, Jayakumar R. Colloidal chitin nanogels: Uma infinidade de aplicações sob uma única concha. 2016; 136: 609-17.

[13]   Ritika A, Geeta ASL. Harikumar, Kirandeep K. Hidrogel baseado em nanoemulsão para melhorar a entrega transdérmica de cetoprofeno. 2014.

[14]   Zhenshun L, Wei X, Yuntao W, Bakht R S, Chunlan Z, Yijie C, Yan L, Bin L. Quantum dots loaded nanogels for low cytotoxicity, pH-sensitive fluorescence, cell imaging and drug delivery. Polímeros de hidratos de carbono. 2015; 121: 477-485.

[15]   Lynn D B, Kevin B, Marc CAS, Demeester J , Stefaan CDS, Koen R. Bio-inspired pulmonary surfactant-modified nanogels: Um sistema promissor de entrega de siRNA. Jornal de

Libertação Controlada. 2015; 206: 177-186.

[16] UrmilaSri S. Desenvolvimento e otimização de nanoemulgel antifúngico de alilamina utilizando 23 desenhos factoriais: para o tratamento da tinea pedis. Edição especial da Revista Científica Europeia. 2011; vol.4 ISSN: 1857 - 788.

[17] Ekaterina D, Maximova, Marina V, Zhiryakova, Evgenyi B, Faizuloev, Alexandra A. Nikonova, Alexander A, Ezhov, Vladimir A, Izumrudov, Victor N, Orlov, Irina D. Grozdova. Cationic nanogels as Trojan carriers for disruption of endosomes. Colóides e Superfícies B: Biointerfaces. 2015; 136: 981-988.

[18] Somkamol M, Crispin RD, Kamonrak C, Pornsak S. Enhanced anti-tumor effect of pH-responsive dextrin nanogels delivering doxorubicin on colorectal cancer. Polímeros de hidratos de carbono. 2015; 126: 222-230.

[19] Juliana SA, Fernanda L, Simon DR, Luis OSB, Leandro M. de Carvalho, Ruy CRB. Sistemas Nanoestruturados Contendo Rutina: Atividade Antioxidante In Vitro e Estudos de Fotoestabilidade. Nanoscale Res Lett. 2010; 5: 1603-1610.

[20] Kalpana B, Ganesh B, Preeti K, Pooja G. Nanoemulgel: A novel formulation approach for topical delivery of hydrophobic drugs. Revista mundial de farmácia e ciências farmacêuticas. 2015; 10(4): 1871-1886.

[21] Roya S, Sepideh R, Hamed H. Smart thermo/pH responsive magnetic nanogels for the simultaneous delivery of doxorubicin and methotrexate. International Journal of Pharmaceutics. 2015; 487(1): 274-284.

[22] Maria D, Moya O, Carmen AL, Angel C, Thorsteinn L. Cyclodextrin-based nanogels for pharmaceutical and biomedical applications. Jornal Internacional de Farmácia. 2012; 428:152-163.

[23] Sanoj RN, Amrita N, Sabithaa M, Chennazhia KP, Naira SV, Jayakumara R. Síntese, caraterização e estudos de citocompatibilidade in vitro de nanogéis de quitina para aplicações biomédicas. Carbohydrate Polymers. 2012; 87: 943- 949.

[24] SHvia A, Ferreira, Francisco M G, Manuel V. Polymeric nanogels as vaccine delivery systems. Nanomedicina: Nanotecnologia, Biologia e Medicina. 2013; 9: 159-173.

[25] Qian L, Qiaolan S, Haiyan W, Gao Q, Xihua L. Síntese de nanogéis de poli(ácido acrílico) sem tensioactivos em meio aquoso, com base em modelos de hidroxipropilcelulose. Polímeros de hidratos de carbono. 2012; 87: 2648- 2654.

[26] Dina MM , Ahmed AK, Marwa HA, Sahar YA, Doha AM, Thanaa EH. Nanoemulsões transdérmicas de óleo essencial de cominho com potentes actividades antioxidantes e hepatoprotectoras: Avaliação in-vitro e in-vivo. Journal of Molecular Liquids. 2015; 212: 6-15.

[27] Chenchen Y, Xin, Xikuang Y, Yajun Z, Wei W, Xiqun J. Nanogéis de ácido hialurónico com grupo de reticulação sensível às enzimas para administração de medicamentos. Jornal de Libertação Controlada. 2015; 205 :206-217.

[28]   Dan S, Qixin Z. Nanoemulsões de óleo de limão fabricadas com caseinato de sódio e Tween 20 usando o método de inversão de fase e temperatura. Jornal de Engenharia Alimentar. 2016; 171: 214e- 221.

[29]   Wei C, Katharina A, Boris S, Rainer H. Nanogéis de poli(álcool vinílico) sensíveis à conversão de carga e à redução para uma melhor absorção celular e uma libertação intracelular eficiente de doxorrubicina. Journal of Controlled Release. 2015; 205: 15-24.

[30]   Beata UO , Jolanta F, Kukowska L, Alexa D, Coulterc ZC, Andrzej G, Andrzej M. Nanoemulsion-based mucosal adjuvant induces apoptosis in humanepithelial cells. Vaccine. 2015; 33: 2289-2296.

[31]   Rebecca MW, Eric A, Decker AD, David JM. Estabilidade física e oxidativa de nanoemulsões de óleo de peixe produzidas por emulsificação espontânea: Efeito da concentração de surfactante e do tamanho das partículas. Journal of Food Engineering. 2015; 164: 10-20.

[32]   Maite AP, Leyre PA, Luis CCA, Issa K. Nanogéis de quitosano-folato sensíveis ao PH reticulados com ácidos dicarboxílicos biocompatíveis. European Polymer Journal. 2014; 61: 215-225.

[33]   Sarika PR, Nirmala RJ. Preparação e caraterização de aldeído-hidrogéis de gelatina-goma-arábica através da técnica de miniemulsão inversa. Jornal Internacional de Macromoléculas Biológicas. 2015; 76: 181-187.

[34]   Zhen SL, Wei X, Chunlan Z, Yijie C, Bin L. Nanogéis de lisozima/carboximetilcelulose auto-montados para administração de metotrexato. Jornal Internacional de Macromoléculas Biológicas. 2015; 75: 166-172.

[35]   Fornaguera C, Dols-Perez A, Caldero G, Garda-Celma MJ , Camarasa J, Solans C. PLGA nanoparticles prepared by nano-emulsion templating using low-energymethods as efficient nanocarriers for drug delivery across the blood-brain barrier. Journal of Controlled Release. 2015; 211: 134-143.

[36]   Ana L, Eugёnia N, Nuno GA, Marisa P, Ana SA, Ulyana S, Alexandra R, Johan H, Hans H, Georg G, Goncalo JLB, Ana P, Andreia CG, Artur CP. Nanoemulsões proteicas com controlo de tamanho para o direcionamento ativo de células positivas para receptores de folato. Colloids and Surfaces B: Biointerfaces. 2015; 135: 90-98.

[37]   Nuo Z, Xiaoli Z, Zheng W, Hua W, Dengke Y, Chunyan L, Ying W. Galactosylated chitosan-polycaprolactone nanoparticles for hepatocyte-targeted delivery of curcumin. Polímeros de hidratos de carbono. 2013; 94: 420-429.

[38]   Ramamurthy CH, Padma M, Daisy mariya samadanam I, Mareeswaran R, Suyavaran A, Suresh KM, Premkumar K, Thirunavukkarasu C. A síntese extracelular de nanopartículas de ouro e prata e as suas propriedades de eliminação de radicais livres e antibacterianas. Colloids and Surfaces B: Biointerfaces. 2013; 102: 808-815.

[39]   Tin Y, Shinan G, Han L, Jiangshan W, Xiaole P, Wei L, Yanbing Z, Xiangliang Y, Huibi X. O comportamento multifásico estimulante-responsivo de nanogéis com cargas opostas e a sua potencial aplicação no sistema de gelificação in situ. Colloids and Surfaces B: Biointerfaces.

2015; 136: 99-104.

[40] Ji Sun P, Se WY , Hye JK , Seong MK, Sung HS, Keun HP. Nanogéis do tipo girassol que transportam uma nanossonda de pontos quânticos para uma eficácia superior de entrega de genes e rastreio de células estaminais mesenquimais humanas. Biomaterials. 2016: 77: 14-25.

[41] Xuan TC, Ali MD, Kwon TL. Síntese de nanogéis de poli(e-caprolactona)-b-poli (metacrilato de glicidilo) por química de clique em preparação direta. European Polymer Journal. 2015; 68: 26-277.

[42] Mitra J, Mohammad-Reza R, Hedayte S, Mucoadhesive and Drug Release Properties of Benzocaine Gel. Jornal Iraniano de Ciências Farmacêuticas outono. 2006; 2(4): 185-19.

[43] HarishMatapady, Narayana et al. Desenvolvimento de um gel mucoadesivo in situ à base de goma de gelano para um sistema de administração local bucal de fluconazol. int.j.chem.sci. 2009; 7(1): 315-326.

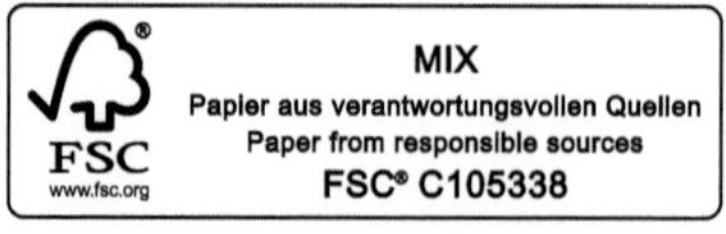

Printed by Books on Demand GmbH, Norderstedt / Germany